# からだの免疫キャラクター図鑑

病気をふせぐしくみがよくわかる！

監　修：岡田晴恵 白鷗大学教育学部教授
イラスト：いとうみつる

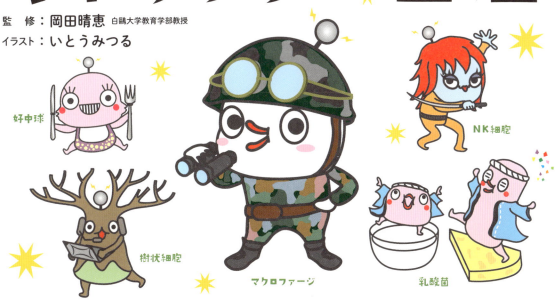

日本図書センター

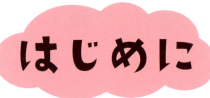

　みなさんは、かぜをひいたときに熱が出たり、耳のうしろがはれたりしたことがありませんか？　どうしてかぜをひくと、こんなことになるのでしょう？　それは、みなさんのからだのあるはたらきと関係しているのです。

　わたしたちのからだには、病気を引きおこすウイルスや細菌といった病原体から、からだをまもるしくみが備わっています。このしくみを「免疫」といいます。病原体が、わたしたちのからだのなかに入ってくると、おもに「免疫細胞」と呼ばれる細胞たちが、病原体をやっつけようとして、戦ってくれます。この戦いのときに、わたしたちのからだは、熱を出したりはれたりします。つまり、熱やからだのはれは、免疫細胞が病原体と戦っている証拠なのです。

　この本には、ふだんは目にすることのない免疫細胞がキャラクター

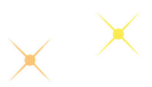

　になって登場します。免疫細胞だけではありません。免疫細胞が活躍するために必要なからだの器官、物質、さらには、免疫細胞を活発にして、免疫力を高める腸内細菌なんかも出てきます。

　キャラクターたちは、かわいかったり、ユニークだったりして、みんな魅力的なすがたをしています。それぞれが自分の役割を説明しながら、免疫という、不思議ですばらしいからだのはたらきについて、みなさんにわかりやすく教えてくれます。

　からだのなかでは、いまこの瞬間も、免疫にかかわる細胞などが、健康をまもるために休みなく活動しています。みなさんも、この本を読んで、大切な免疫のはたらきを知って、より健康的で明るい生活を送っていきましょう。

白鷗大学教育学部教授　岡田晴恵

＊この本の情報は、2017年2月時点のものです

# ✴ も く じ ✴

はじめに ……………… 2
この本の見方 ……………… 6
免疫まなび隊 ……………… 7
免疫のキホン ……………… 8

## からだをまもる！ 免疫細胞 ……………… 12

マクロファージくん ……………… 14
好中球ちゃん ……………… 16
樹状細胞くん ……………… 18
ＮＫ細胞ねえさん ……………… 20
マスト細胞ちゃん ……………… 22

まとめて知りたい！ 自然免疫のしくみ ……………… 24
拡大版 知りたい！免疫 抗原レセプター ……………… 25
Ｂ細胞どん ……………… 26
キラーＴ細胞どの ……………… 28
ヘルパーＴ細胞さま ……………… 30
造血幹細胞ちゃん ……………… 32
前駆細胞ちゃん ……………… 33

まとめて知りたい！ 獲得免疫のしくみ ……………… 34
拡大版 知りたい！免疫 抗体 ……………… 35

## 免疫細胞に必要な器官 ……………… 36

骨髄かあさん ……………… 38
胸腺せんせい ……………… 40
リンパ管ちゃん ……………… 42

リンパ節ちゃん ・・・・・・・・・・・・・・・ 44

パイエル板さん ・・・・・・・・・・・・・・・ 46

**まとめて知りたい!** 免疫器官マップ ここに、これがいる! 48

## 免疫細胞をサポートする物質 ・・・・・・・・・・ 50

リゾチームくん ・・・・・・・・・・・・・・・ 52

インターロイキンにいさん ・・・・・・・・・・ 54

インターフェロン姉妹 ・・・・・・・・・・・・ 56

ヒスタミン部隊 ・・・・・・・・・・・・・・・ 58

## 腸内細菌とその食べもの ・・・・・・・・・・・・ 60

乳酸菌グループ ・・・・・・・・・・・・・・・ 62

糖トリオ ・・・・・・・・・・・・・・・・・・ 64

食物繊維コンビ ・・・・・・・・・・・・・・・ 66

日和見菌ボーイ ・・・・・・・・・・・・・・・ 68

**まとめて知りたい!** 発酵食品で免疫力アップ! ・・・・・・ 70

**免疫トピック** 花粉症はどうしておこる? アレルギー ・・・・・・・・ 72

免疫がはたらかない? 免疫不全 ・・・・・・・・・ 73

免疫がじゃまをする? 臓器移植と拒絶反応 ・・・・・・ 74

免疫と関係がふかい!? がん治療 ・・・・・・・・・ 75

免疫キャラクターリスト ・・・・・・・・・・・・・・・ 76

5

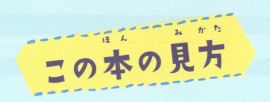

# この本の見方

この本には、感染症から人のからだをまもる、「免疫」にかかわる細胞や器官、物質、細菌などがキャラクターになって登場します。それぞれの特徴や役割などを、キャラクターたちが紹介していきます。

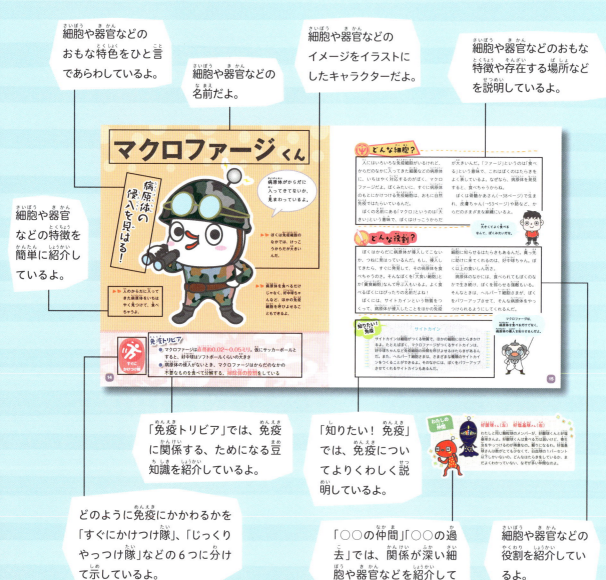

- 細胞や器官などのおもな特色をひと言であらわしているよ。
- 細胞や器官などの名前だよ。
- 細胞や器官などのイメージをイラストにしたキャラクターだよ。
- 細胞や器官などのおもな特徴や存在する場所などを説明しているよ。
- 細胞や器官などの特徴を簡単に紹介しているよ。
- 「免疫トリビア」では、免疫に関係する、ためになる豆知識を紹介しているよ。
- 「知りたい！免疫」では、免疫についてよりくわしく説明しているよ。
- どのように免疫にかかわるかを「すぐにかけつけ隊」、「じっくりやっつけ隊」などの6つに分けて示しているよ。
- 「○○の仲間」「○○の過去」では、関係が深い細胞や器官などを紹介しているよ。
- 細胞や器官などの役割を紹介しているよ。

# 免疫まなび隊

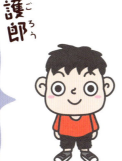
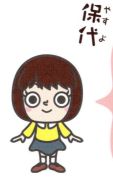

護郎

ちょっとやんちゃな男の子。サッカーが得意で、チームのキャプテンをしている。からだがじょうぶなのがじまん。

保代

保健委員の女の子。休み時間に保健室の手伝いをしている。免疫ということばは知っているが、よくわかっていない。

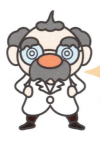

マモル博士

免疫や感染症についてとてもくわしい博士。いろいろな学校をまわって免疫について教えている。

 保代「あれ？　護郎！　いま、くしゃみした？　ほっぺも赤いし、熱があるんじゃない？」

 護郎「うるさいなぁ。サッカーの試合が近いし、ぼくにはかぜをひいているひまなんてないんだ。」

 保代「もう、強がりなんだから！　たしかに護郎は、かんたんにはかぜをひかないと思うけど……。からだの免疫という力が強いと、かぜをひきにくいって聞いたわ。」

 護郎「メンエキ？　なんだい、それ？」

 マモル博士「おや？　そこの2人！　免疫に興味があるんだね。だったら、わしが教えてあげよう。まずは『免疫のキホン』をまなぼう！」

# 免疫のキホン

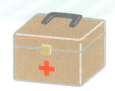

みなさんは、「免疫」ということばを聞いたことがありますか？ きっと「聞いたことはあるけど、よくわからない」とか、「なんとなく知っているけど、くわしくはない」という人が、多いのではないでしょうか。免疫は、みなさんの健康にかかわる、大切なからだのはたらきです。ここでは、免疫のキホンについて、まなびましょう。

## 免疫ってなに？

そもそも「免疫」ということばには、どんな意味があるんだろう？ 「免」というのは「免れる（＝のがれる）」という意味。「疫」は「疫病」の意味で、「感染症」と呼ばれる病気のこと。感染症は、「病原体」と呼ばれる微生物がからだのなかに入って、数を増やすことで引きおこされる病気のことだよ。

つまり免疫とは、感染症を引きおこすさまざまな病原体から、みんなの健康をまもるからだのはたらきのことなんだ。

免疫を知ることは、
みんなの健康をまもるために
とっても大切なんだよ。

病原体には大きく分けてウイルス、細菌、真菌、原虫、寄生虫の5つがあり、それぞれに多くの種類がいるんだ。ほとんどが目には見えないくらい小さいけれど、じつは身のまわりにたくさんいるんだよ。

おそろしい病原体が身のまわりにたくさんいても、感染症にならないのは、みんなのからだの免疫がはたらいて、病原体からまもってくれているから。免疫は、健康に欠かせない、からだのはたらきなんだよ。

### 病原体の種類と病気

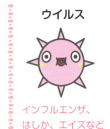
ウイルス
インフルエンザ、はしか、エイズなど

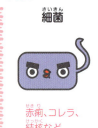
細菌
赤痢、コレラ、結核など

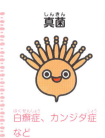
真菌
白癬症、カンジダ症など

原虫
マラリアなど

寄生虫
アタマジラミなど

# 自然免疫と獲得免疫（適応免疫）

免疫には、大きく分けて「自然免疫」と「獲得免疫（適応免疫）」の2つのはたらきがあるよ。

自然免疫は、みんなのからだに生まれつき備わっている免疫のはたらき。病原体がからだに入ってきたら、すぐにはたらいて、病原体をやっつけるんだ。

獲得免疫は、1度からだに入ってきた病原体の情報をおぼえ、十分な準備をしてからはたらく免疫のしくみだよ。はじめてからだに入ってきた病原体だと、獲得免疫はその情報をもっていないからはたらけない。そこで自然免疫が病原体と戦っている間に、病原体の情報をおぼえて、戦う準備をするよ。準備ができたら、自然免疫といっしょに戦い、病原体をやっつけるんだ。

獲得免疫は、はじめての病原体が相手だと、はたらくまでに時間がかかる。でも同じ病原体とふたたび出会ったときには、すぐに戦うことができるよ。なぜなら、獲得免疫は前に病原体がからだに入ってきたときの情報を記憶しているからなんだ。このはたらきを「免疫記憶」というよ。

予防接種で使われる「ワクチン」は、この免疫記憶を利用したものだよ。ワクチンとは、病原体の力を弱くしたり、毒素をなくしたりした薬のこと。これをからだに入れると、病気にならずに獲得免疫に病原体の情報を記憶させることができる。すると、その病原体が引きおこす病気にかかりにくくなるというわけなんだ。

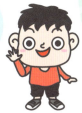

免疫は予防接種にも関係してるんだね。

自然免疫のはたらき

病原体がからだに入る → ・すぐにはたらく

獲得免疫（適応免疫）のはたらき

病原体がからだに入る → ・病原体の情報を記憶する ・戦う準備をはじめる

1度感染した病原体がからだに入る → ・記憶していた情報を使い、すぐにはたらく

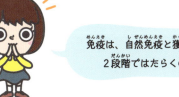

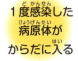

免疫は、自然免疫と獲得免疫の2段階ではたらくのね！

## 「自分」は攻撃しない免疫細胞

　人のからだは、いろいろな種類の細胞からできている。免疫ではたらくのは、血液のなかの「白血球」という細胞で、「免疫細胞」と呼ばれているんだ。自然免疫と獲得免疫は、この免疫細胞のはたらきなんだよ。

　免疫のもっとも基本的なしくみは、からだをつくっている細胞＝「自分」と、病原体の細胞＝「自分以外」を区別して、「自分以外」のも

のを、本当はからだにいるべきではない異物と判断して攻撃すること。免疫細胞が「自分」を攻撃しないというこの性質を「自己寛容」というよ。

　ただし免疫細胞は、「自分以外」の異物で、花粉など病原体でなく害がないものであっても、からだに入ると、危険なものと判断して攻撃することもあるんだ。

「自分」の
からだをつくる
たくさんの細胞
（人の細胞は200種類以上もあり、約60兆個が集まってからだをつくる）

**免疫**

攻撃 ➡

**免疫細胞は「自分」を攻撃しない（自己寛容）**

「自分」のからだに侵入する病原体・異物を攻撃する

⬅ 侵入

「自分以外」の
病原体・異物
（ウイルス、細菌、真菌、原虫、寄生虫など）

## 人のからだにいる細菌

　じつは人のからだには、健康なときでも、さまざまな細菌がたくさんいるよ。ふだんは気づかないけれど、みんなのからだにも、たくさんの細菌がすんでいるんだ。こうした細菌を「常在細菌」というよ。

　常在細菌はとくに腸のなかにたくさんい

るけど、健康によい影響をあたえる「善玉菌」と、悪い影響をあたえる「悪玉菌」がいるんだ。このほかにも、善玉菌と悪玉菌のうち勢いがある方に味方する「日和見菌」もいる。

　免疫細胞には、常在細菌の数や種類のバランスをよくするはたらきもあるんだよ。

## 免疫はからだの共同作業

免疫のはたらきは、免疫細胞だけで行っているわけではなく、さまざまな器官や物質、細菌などに支えられているんだ。この本では、それらを6つに分けて紹介しているよ。

 【すぐにかけつけ隊】
おもに自然免疫にかかわる細胞

 【免疫細胞そだて隊】
免疫細胞を生み、育てる器官

 【じっくりやっつけ隊】
獲得免疫にかかわる細胞

 【免疫細胞あつめ隊】
免疫細胞が集まっている器官

 【血液細胞になり隊】
免疫細胞になる、若い血液細胞

 【免疫細胞たすけ隊】
免疫細胞を助ける物質や細菌

## もしも免疫がなかったら……

人は免疫によって、いろいろな病原体からからだをまもっている。もし免疫がなかったら、身のまわりにいる病原体にすぐに感染して、健康を損なうことになるよ。

免疫は、ほとんどの人に生まれつき備わっているものだけれど、生まれつき免疫が十分にはたらかない病気もあるんだ。また、ウイルス感染などにより免疫が正しく機能しなくなる病気もある。

このような病気にかかると、健康なときならなんでもない病原体に感染して、命を落とすこともあるんだ。

人が健康に生きていけるのは、免疫のはたらきのおかげなんだよ。

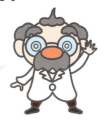

2人とも免疫の大切さがわかってきたかね。
キホンをおさえたところで、
いよいよ免疫をまなびに出かけるとしよう！

# からだをまもる！免疫

## 自然免疫にかかわる免疫細胞

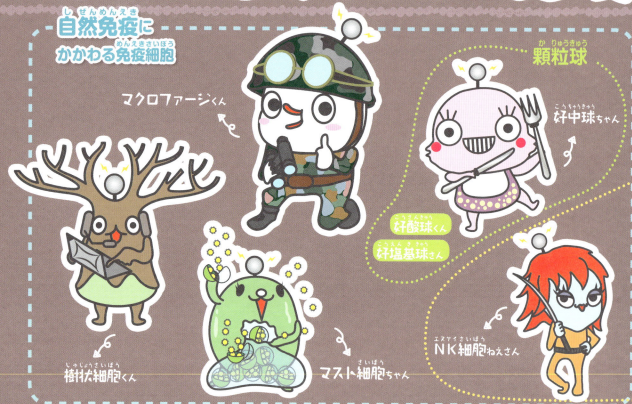

マクロファージくん
樹状細胞くん
マスト細胞ちゃん
顆粒球
好中球ちゃん
好酸球くん
好塩基球さん
ＮＫ細胞ねえさん

　免疫の中心的な役割をになっているのが、ぼくたち免疫細胞さ。ぼくたちは自然免疫と獲得免疫（適応免疫）の２つのグループに分かれるよ。
　病原体がからだに入りこむと、最初にかけつけるのが自然免疫のグループ。メンバーには、マクロファージ、好中球、樹状細胞、ＮＫ細胞、マスト細胞がいるよ。なかでもマクロファージはいちはやく動き出し、病原体を食べるんだ。好中球はとても大食いで、病原体が大好物。樹状細胞は、病原体の情報をさまざまな免疫細胞に連絡するよ。ＮＫ細胞は、ウイルスに感染した細胞をまるごとこわせる。マスト細胞は寄生虫をからだから追い出すはたらきがあるけ

12

# 細胞

**獲得免疫（適応免疫）にかかわる免疫細胞**

免疫細胞たちの子ども時代

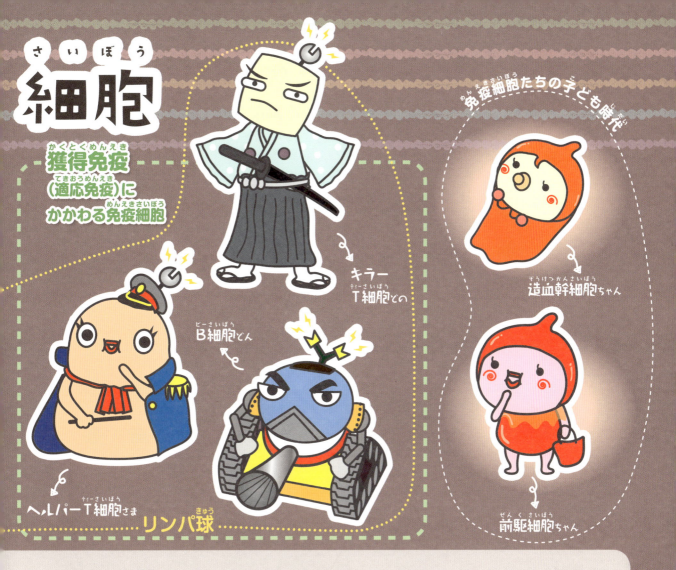

キラーT細胞との
B細胞とん
ヘルパーT細胞さま
リンパ球
造血幹細胞ちゃん
前駆細胞ちゃん

ど、アレルギーをおこしてしまうこともあるんだ。
　病原体の情報を手に入れ、準備してから対応するのが獲得免疫のグループ。B細胞やキラーT細胞、ヘルパーT細胞がいるよ。B細胞は抗体をつくり出して、病原体を攻撃する。キラーT細胞はNK細胞の攻撃をのがれた感染細胞をこわすよ。ヘルパーT細胞は、いろいろな免疫細胞が病原体とちゃんと戦えるように指示を出す、司令官のような存在だよ。
　ぼくたちはみんな白血球で、全員が骨髄にある造血幹細胞がもとなんだ。造血幹細胞が成長すると前駆細胞になって、やがてそれぞれの免疫細胞に分かれていくんだよ。

# マクロファージくん

病原体の侵入を見はる！

病原体がからだに入ってきてないか、見まわっているよ。

▶▶ ぼくは免疫細胞のなかでは、けっこうからだが大きいんだ。

▶▶ 病原体を食べるだけじゃなく、好中球ちゃんなど、ほかの免疫細胞を呼びよせることもできるよ。

▶▶ 人のからだに入ってきた病原体をいちはやく見つけて、食べちゃうよ。

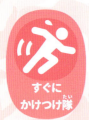
すぐにかけつけ隊

### 免疫トリビア

- マクロファージは直径約0.02～0.05ミリ。仮にサッカーボールとすると、好中球はソフトボールくらいの大きさ
- 病原体の侵入がないとき、マクロファージはからだのなかの不要なものを食べて分解する、掃除係の役割をしている

## どんな細胞？

人にはいろいろな免疫細胞がいるけれど、からだのなかに入ってきた細菌などの病原体に、いちはやく対応するのがぼく、マクロファージだよ。ぼくみたいに、すぐに病原体のもとにかけつける免疫細胞は、おもに自然免疫ではたらいているんだ。

ぼくの名前にある「マクロ」というのは「大きい」という意味で、ぼくはけっこうからだが大きいんだ。「ファージ」というのは「食べる」という意味で、これはぼくのはたらきをよく表しているよ。なぜなら、病原体を発見すると、食べちゃうからね。

ぼくは骨髄かあさん（→38ページ）で生まれ、皮膚ちゃん（→53ページ）や肺など、からだのさまざまな組織にいるよ。

> 大きくてよく食べるなんて、ぼくみたいだな。

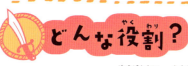

## どんな役割？

ぼくはからだに病原体が侵入してこないか、つねに見はっているんだ。もし、侵入してきたら、すぐに発見して、その病原体を食べちゃうのさ。そんなぼくを「大食い細胞」とか「貪食細胞」なんて呼ぶ人もいるよ。よく食べるぼくにはぴったりの名前だよね！

ぼくには、サイトカインという物質をつくって、病原体が侵入したことをほかの免疫細胞に知らせるはたらきもあるんだ。真っ先に助けに来てくれるのは、好中球ちゃん。ぼく以上の食いしん坊さ。

病原体のなかには、食べられてもぼくのなかで生き続け、ぼくを弱らせる強敵もいる。そんなときは、ヘルパーT細胞さまが、ぼくをパワーアップさせて、そんな病原体をやっつけられるようにしてくれるんだ。

### 知りたい！免疫

### サイトカイン

サイトカインは細胞がつくる物質で、ほかの細胞にはたらきかけるよ。たとえばぼく、マクロファージがつくるサイトカインは、好中球ちゃんなど免疫細胞の仲間を呼びよせるはたらきがあるんだ。また、ヘルパーT細胞さまは、さまざまな種類のサイトカインをつくることができるよ。そのなかには、ぼくをパワーアップさせてくれるサイトカインもあるんだ。

> マクロファージは、病原体を食べるだけでなく、病原体の侵入を知らせるんだよ。

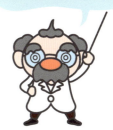

# 好中球ちゃん

病原体を食べまくる！

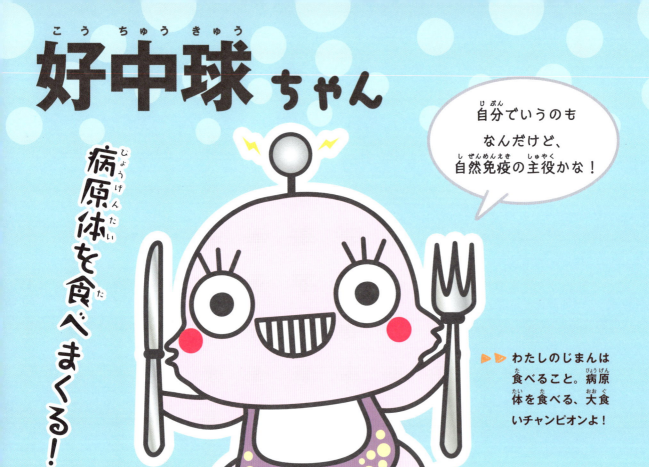

自分でいうのもなんだけど、自然免疫の主役かな！

▶▶ わたしのじまんは食べること。病原体を食べる、大食いチャンピオンよ！

▶▶ 白血球のなかで数が1番多いわたしは、ふだんは血液のなかにいて血管ちゃん（→43ページ）のなかを流れているのよ。

▶▶ マクロファージくんから呼ばれると、その場所にいちはやくかけつけるわ。このとき、血管ちゃんの外に出て移動することもできるの。

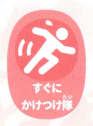
すぐにかけつけ隊

### 免疫トリビア

- 白血球の寿命は、種類により数時間〜数十年。そのなかで好中球の**寿命は短く**、血液のなかでは約10時間、組織内でも数日程度
- 血管外遊走のとき、好中球は血管の内側にはり付き、**転がりながら**、血管をつくる細胞のすきまを探して外へ出る

## どんな細胞?

わたしは、病原体がいたらすぐに対応する自然免疫にかかわる免疫細胞なの。得意技はなんといっても食べることで、からだのなかに入ってきた病原体が大好物。あやしいと思ったら、とにかく食べちゃうわ。マクロファージくんも病原体を食べるけど、わたしのほうが食べる力が強いのよ。

わたしの数は多くて、白血球の50〜60パーセントをしめるの。ふだんは血液のなかにいて、血管ちゃんのなかを流れているわ。

そんなわたしは、顆粒球と呼ばれるグループのメンバーなの。顆粒球メンバーのからだのなかには、顆粒という小さな粒がいくつもあって、そのなかには病原体を分解する物質が入っているのよ。

> 免疫細胞のなかでもっとも数が多く、食べる力が強いのね!

## どんな役割?

わたしは、マクロファージくんがつくり出したサイトカインによって、病原体のところまで呼びよせられるわ。じつはこのとき、わたしは、外に出て移動することができるようになるのよ。これを血管外遊走といって、ふつうに血管ちゃんのなかを移動するより、はやく病原体のもとに行けるってわけ。

また、オプソニンによって、わたしの食欲はアップするのよ。オプソニンとは、血液のなかの補体(→74ページ)や、B細胞どんのつくる抗体(→35ページ)などのことで、病原体と結びつくと、とてもおいしくなるの。

わたしは寿命が短い細胞で、病原体を食べ終わると、死んで膿になって、からだの外に出ていくの。ちょっとかなしいけど、みんなのからだをまもれてうれしいわ。

### わたしの仲間

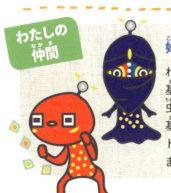

**好酸球くん(左)　好塩基球さん(右)**

わたしと同じ顆粒球のメンバーが、好酸球くんと好塩基球さんよ。好酸球くんは食べる力は弱いけど、寄生虫をやっつけるのが得意なの。頼りになるわ！　好塩基球さんは数がとても少なくて、白血球の1パーセント以下しかいないの。どんなはたらきをしているか、まだよくわかっていない、なぞが多い仲間なのよ。

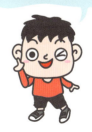

> 顆粒球グループのメンバーは、好中球と好酸球、好塩基球の3つなんだ。

17

# 樹状細胞くん

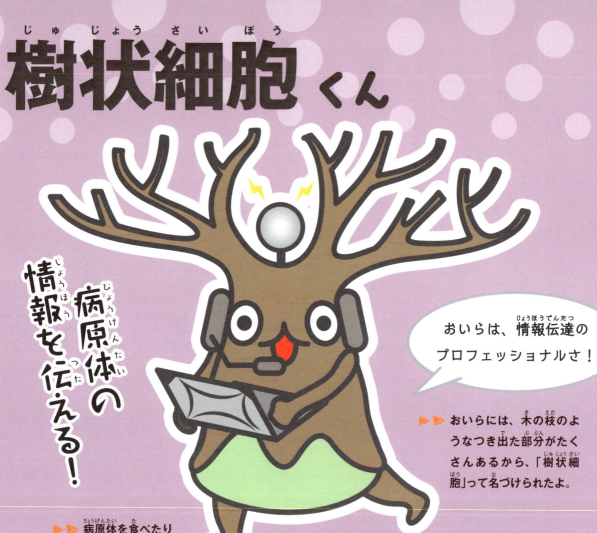

病原体の情報を伝える!

「おいらは、情報伝達のプロフェッショナルさ!」

▶▶ おいらには、木の枝のようなつき出た部分がたくさんあるから、「樹状細胞」って名づけられたよ。

▶▶ 病原体を食べたり飲みこんだりして、危険かどうかを調べるよ。

▶▶ 手に入れた病原体の情報は、リンパ節ちゃん(→44ページ)にいるナイーブT細胞ちゃんたち(→29・31ページ)に伝えるんだ。

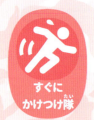

すぐにかけつけ隊

### 免疫トリビア

- 樹状細胞は人のからだのいたるところに分布しているが、なかでも**外と接触しやすい**皮膚、鼻孔、胃、腸、肺に多い
- 表皮にある樹状細胞は、とくに**ランゲルハンス細胞**と呼ばれ、皮膚の「かぶれ」や、アトピー性皮膚炎にも関係している

## どんな細胞？

おいらには、木の枝のようになった出っぱりが何本もあるよ。その見た目から「樹状細胞」という名前がつけられたんだ。マクロファージくんや好中球ちゃんのように、自然免疫にかかわる免疫細胞で、からだのいろいろなところにいるよ。

おいらも病原体を食べることができるんだけど、あんまり食いしん坊ではないんだ。

おいらの特技は、からだに入ってきた病原体などを調べることさ。そして、その病原体の情報をほかの免疫細胞に伝えるんだ。おいらが情報をとどける相手は、じっくりと病原体をやっつける、獲得免疫にかかわる免疫細胞たちだよ。

> 樹状細胞は、情報を通じて、自然免疫と獲得免疫をつないでいるんだね。

## どんな役割？

おいらたち、自然免疫にかかわる免疫細胞が、どうやって病原体の種類を見分けているか、知りたいかい？ じつは、パターン認識レセプターという、病原体を見分けるアンテナみたいなものをもっているのさ。

おいらは、このレセプターで病原体らしいものを見つけると、食べて分解するんだ。またレセプターで見分けずに、自分の周囲にある細かい物質を飲みこむこともできるよ。

食べたり飲んだりしたものの味で、危険な病原体だと判断すると、おいらはリンパ管ちゃん（→42ページ）を通ってリンパ節ちゃんに行くよ。そこにいるナイーブT細胞ちゃんたちに病原体の情報を伝えるんだ。このはたらきは抗原提示といって、おいらが1番得意な仕事なんだ。

### 知りたい！免疫

**パターン認識レセプター**

細菌などの病原体には、人の細胞にはない目印があるんだけど、自然免疫にかかわる免疫細胞は、その目印を「パターン認識レセプター」で感知するんだ。このレセプターは、病原体などの種類をおおまかに見分けるもので、獲得免疫にかかわる免疫細胞がもつ「抗原レセプター」（→25ページ）ほど病原体をきっちり区別できないんだ。でもその分、はやく感知できるのさ。

> マクロファージや好中球も、パターン認識レセプターを使うんだよ。

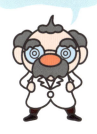

19

# NK細胞 ねえさん

感染した細胞をすばやくこわす！

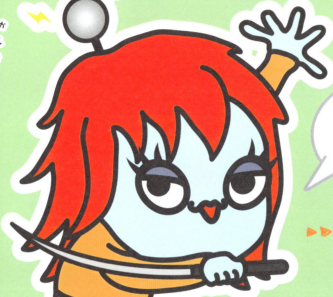

細胞ごとこわしちゃうけど、うらまないでね。

▶▶ あたいは、リンパ球のメンバーで、血管ちゃんやリンパ管ちゃんをめぐって、からだのなかをパトロールしているの。

▶▶ あたいの名前には、「生まれながらの殺し屋」という意味があるわ。

▶▶ 病原体に感染した細胞をまるごとこわすだけじゃなく、からだのなかにできたがん細胞もやっつけるのよ。

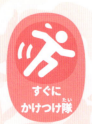
すぐにかけつけ隊

### 免疫トリビア
- NK細胞が発見されたのは1975年。免疫細胞のなかでは新しい
- 人がリラックスすると、NK細胞は元気になってよくはたらく
- NK細胞の敵であるがん細胞は、1人のからだで毎日3000〜5000個くらい生まれている

## どんな細胞？

あたいは、自然免疫にかかわる免疫細胞で、白血球のだいたい20〜40パーセントをしめるリンパ球というグループのメンバーよ。ほかのメンバーと同じように、血管ちゃんやリンパ管ちゃんのなかを流れて、病原体がいないかどうか、いつもからだのなかをパトロールしてるの。

「NK細胞」っていうのは省略した呼び方で、本名は「ナチュラルキラー細胞」というの。「ナチュラルキラー」というのは、「生まれながらの殺し屋」っていう意味なの。ふふふ、そんなにこわがらなくても平気よ。だって、あたいの敵は、みんなのからだのなかに入ってきた病原体なんだから。

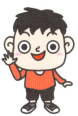

> ちょっとこわい名前だけど、ぼくらのからだをまもってくれているんだね。

## どんな役割？

マクロファージくんや好中球ちゃんは、からだのなかに入ったウイルスを食べてくれるけど、ウイルスがからだの細胞に入りこんでしまうと手が出せなくなるの。そんなときはあたいの出番よ！ ウイルスが入りこんだ細胞を見つけて、だれからも命令されることなく、すばやくその細胞ごとこわすのよ。

ところで、人のからだのなかではがん細胞のような、本来の状態じゃない細胞も生まれているの。あたいは、そうした細胞もこわすことができるのよ。

健康な細胞にはMHC分子という成分があるんだけど、感染した細胞やがん細胞などでは、なくなっていたり、ちがう分子になっていたりすることもあるわ。あたいはそれを攻撃の目印にしているのよ。

### 知りたい！免疫　MHC分子

MHC分子は、細胞が本来の状態であることを示す証明書のようなもの。あたいは、表面にちゃんとしたMHC分子がある細胞は正常と判断して攻撃しないけど、そうでない細胞は攻撃するの。MHC分子のパターンは両親から半分ずつ受け継ぐものなのよ。血のつながりがなければ、同じパターンをもつ人はとても少なくて、数百〜数万人に1人といわれているわ。

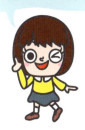

> NK細胞は、MHC分子を頼りに、攻撃するかしないかを見分けているのね。

# マスト細胞ちゃん

ヒスタミンで寄生虫を追放！

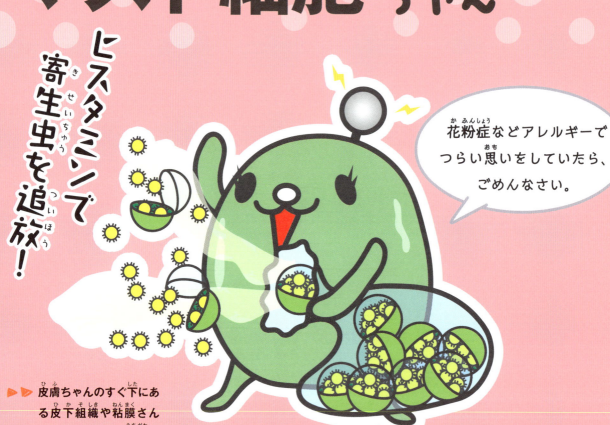

花粉症などアレルギーでつらい思いをしていたら、ごめんなさい。

▶▶ 皮膚ちゃんのすぐ下にある皮下組織や粘膜さん（→53ページ）の内側にいて、からだのなかに寄生虫が入りこんでいないか見はっているわ。

▶▶ 寄生虫がからだに入りこむと、あたしがヒスタミン部隊（→58ページ）を出して追い出すのよ。

▶▶ あたしがはたらきすぎることで、アレルギーの症状を引きおこすこともあるの。

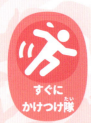

すぐにかけつけ隊

### 免疫トリビア

- マスト細胞は組織にとどまっていて、血液やリンパ液のなかを移動することはない
- マスト細胞が発見されたのは1879年のことだが、長い間どんなはたらきをするかわからなかった

## どんな細胞？

あたしは自然免疫にかかわる免疫細胞で、「肥満細胞」という別の名前もあるのよ。肥満だなんて、まったく失礼しちゃうわ。ちょっと太めなだけよ。そうそう、あたしがからだにいるからって、太るってわけじゃないのよ。安心してね。

あたしは、おもに皮膚ちゃんのすぐ下にある皮下組織という場所や、粘膜さんの内側にいて、みんなのからだのなかに侵入してくる寄生虫を見はっているの。そして、寄生虫を見つけると、それを外に出そうとがんばるってわけ。

だけど、からだに害がない異物に対しても、あたしがはたらいて、アレルギーを引きおこすこともあるみたい。

「肥満細胞」って名前があっても、人間の肥満とは関係ないのね！

## どんな役割？

あたしがどうやって寄生虫を追い出すか、教えてあげるわ。寄生虫がからだに入ると、B細胞どんがIgE抗体（→35ページ）をつくるの。あたしはこれに反応して、自分のなかのヒスタミン部隊を放出するのよ。

ヒスタミン部隊には、肺や消化管の筋肉を収縮させて、寄生虫を外に出すはたらきがあるわ。くしゃみもその１つよ。つまり、ヒスタミン部隊は、あたしにとって武器みたいなものね。

ただ、花粉のように病原体でないものに対してもIgE抗体がつくられて、あたしがヒスタミン部隊を出すことがあるの。そうすると、花粉症などのアレルギー（→72ページ）症状がおきるのよ。わざとじゃないの、ごめんなさいね。

マスト細胞は、たくさんのヒスタミンがつまった顆粒をもっているんだ。

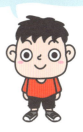

### 知りたい！免疫

### アレルギー

免疫が、からだに害がない物質に対して必要以上にはたらき、鼻水や涙、くしゃみ、発疹、かゆみなどの症状をおこすことを、アレルギーっていうのよ。アレルギーを引きおこすものをアレルゲンといい、花粉、ほこりなどのハウスダスト、食べもの、金属など、いろいろなものがあるの。同じアレルゲンがからだのなかに入っても、アレルギーになりやすい人となりにくい人がいるわ。

# 自然免疫のしくみ

まとめて知りたい！

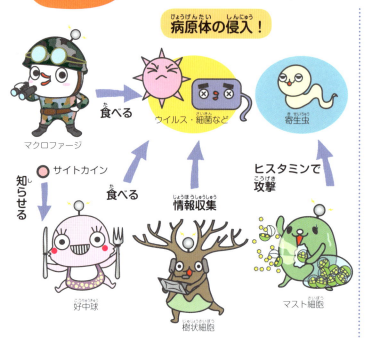

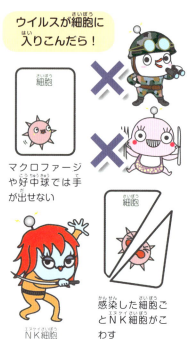

## すばやく対応！ 自然免疫

　自然免疫とは、みんなのからだに生まれつき備わっている免疫のこと。自然免疫で活躍するのは、マクロファージや好中球、樹状細胞、ＮＫ細胞、マスト細胞などだよ。病原体がからだに入りこむと、まず最初に、これらの免疫細胞が動き出すんだ。

　マクロファージは、からだのなかに入った病原体をいちはやく見つけて食べるんだ。そのいっぽうで、サイトカインを出し好中球を呼びよせ、いっしょに病原体と戦ってもらうよ。マクロファージから連絡を受けると、好中球は血管外遊走といって、血管の外に出て移動できるようになる。だから、病原体がいる場所にすばやく行けるんだ。樹状細胞は、病原体の情報を獲得免疫にかかわるナイーブＴ細胞に連絡するよ。

　ウイルスは、細胞のなかに入りこんでしまうと、マクロファージや好中球にとっては、やっつけることがむずかしい。そこでＮＫ細胞が、感染した細胞ごとこわすんだ。

## 拡大版 知りたい！免疫

# 抗原レセプター

### きちんと見分けるレセプター

　自然免疫にかかわる免疫細胞は、「パターン認識レセプター」をもっていて、病原体などの種類をおおまかに見分けているよ。

　いっぽう、獲得免疫にかかわるB細胞やT細胞（キラーT細胞やヘルパーT細胞など）は、病原体などの種類をしっかり見分けるレセプターをもっているよ。このレセプターにくっつくものを「抗原」というから、「抗原レセプター」と呼ばれるんだ。病原体の成分も、抗原の1つだよ。

　じつは抗原レセプターは、1つの免疫細胞につき1種類だけの抗原しかくっつけられないんだ。つまり、1つの免疫細胞が対応できる病原体は1種類だけということ。

　でも、心配はいらないよ。抗原レセプターの種類は数えきれないほど準備されているから、どんな病原体に対しても、どれか1つは対応できるしくみになっているんだ。

　そして、レセプターに抗原がくっついた細胞は、数をいっきに増やす。こうして、同じ病原体と戦う仲間の細胞を、たくさんつくるんだ。これをクローン増殖というんだよ。

### パターン認識レセプター

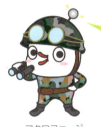
マクロファージ

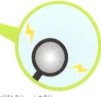
病原体の種類をおおまかに見分ける

### 抗原レセプター

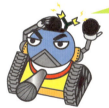
B細胞

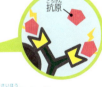
B細胞レセプター
Y字型をしていて、同じ種類の2つの抗原を、そのままキャッチできる

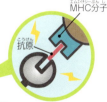
MHC分子
抗原

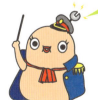
ヘルパーT細胞

T細胞レセプター
1つの抗原とくっつく。T細胞レセプターは、抗原を直接キャッチせず、樹状細胞などからMHC分子に接続した状態で受け取る

25

# B細胞どん

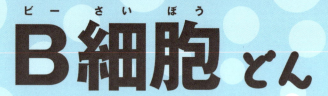

はなれた場所から攻撃する！

「じまんの武器は抗体だ。これで病原体と戦うぞ！」

▶▶ おれはじっくりと準備をして、病原体をやっつける獲得免疫にかかわる免疫細胞だ。

▶▶ 抗体の正体は、おれがもつ抗原レセプターさ。ヘルパーT細胞さまの指示を受けて、抗原レセプターを抗体につくりかえるんだ。

▶▶ 抗体を生み出すことができるのは、おれだけなんだ。その抗体で、病原体を攻撃するぞ。

---

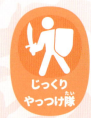

じっくりやっつけ隊

### 免疫トリビア
- B細胞がはじめて出会う病原体と戦うには約1週間かかる
- 前に出会ったことのある病原体なら、戦う準備は数日でOK
- メモリーB細胞やメモリーT細胞には、数十年くらい長生きするものもある

## どんな細胞？

おれはリンパ球のメンバーで、獲得免疫にかかわる免疫細胞だ。おれのような獲得免疫にかかわる免疫細胞は、病原体に対して、じっくりと準備をしてから戦いはじめる。だから、時間はかかるけれど、攻撃する力は大きいんだ！　すごいだろ！

そんなおれの武器は抗体だ！　抗体っていうのは、病原体を標的にしておれから発射される弾丸のようなものさ。おれには抗体という武器があるから、病原体と直接戦うことはないぞ。抗体をつくれるのはおれだけなんだ！

おれはほかの免疫細胞と同じく、骨髄かあさんで生まれ成長する。そして、血管ちゃんやリンパ管ちゃんを通って、からだをめぐっているぞ！

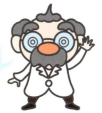

B細胞は、リンパ節や脾臓（→45ページ）にもたくさんいるんだ。

## どんな役割？

抗体をつくれるのはおれだけなんだけど、じつは、自分の力だけではつくれない。ヘルパーT細胞さまの助けが必要なんだ。

おれは、抗原レセプターに病原体がくっつくと、その病原体の情報を知っているヘルパーT細胞さまを探すのさ。そして、病原体の情報をもつヘルパーT細胞さまを探し出すと、抗体づくりの指示を出してもらうんだ。

指示を受けたおれはパワーアップして、抗体をつくり出せる状態になるぞ。この状態のおれは、形質細胞と呼ばれるんだ。抗体は、じつはおれがもつ抗原レセプター（B細胞レセプター）をつくりかえたものなんだぞ。おどろいたかい？

免疫細胞どうし協力しあうことで、より強力に病原体と戦うことができるってわけさ！

### おれの仲間

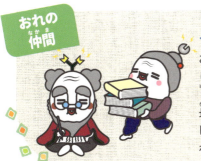

**メモリーB細胞じいさん（左）　メモリーT細胞ばあさん（右）**

おれや、キラーT細胞どの、ヘルパーT細胞さまのなかには、はじめて出会った病原体を記憶している仲間がいる。それがメモリーB細胞じいさんやメモリーT細胞ばあさんだ。かれらはとっても長生きなんだ。かれらが情報をもっているから、おれたちは2度目に出会った病原体に対して、1度目よりはやく戦いをはじめられるんだ。

# キラーT細胞との

## パワーアップして、感染細胞をこわす！

感染細胞、切りすてごめん！

▶▶ せっしゃは、ほかのT細胞といっしょに骨髄かあさんで生まれ、途中で胸腺せんせい（→40ページ）のもとに移り、育ったでござる。

▶▶ 樹状細胞くんからウイルスの情報と刺激を受け取ることで、感染細胞をこわすことができるようになるでござる。

▶▶ せっしゃの役割は、ウイルスが入りこんだ細胞をこわすことでござる。

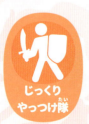
じっくりやっつけ隊

### 免疫トリビア
- T細胞の「T」は、胸腺の英語 Thymus に由来する
- キラーT細胞は、NK細胞、B細胞、ヘルパーT細胞と同じリンパ球の仲間で、この４つは光学顕微鏡で見るとほぼ同じに見える
- 見た目が同じリンパ球のちがいは、細胞の表面の成分と役割にある

## どんな細胞？

せっしゃはリンパ球の一員で、からだ中をめぐっているでござる。B細胞どんと同じく、獲得免疫にかかわる免疫細胞でござるよ。

せっしゃの名前にT細胞とあるが、じつはせっしゃ以外にもT細胞はいて、ヘルパーT細胞さまや制御性T細胞にいさん（→41ページ）などがそうでござる。みんな最初は骨髄かあさんのなかで生まれ、途中で移動して胸腺せんせいのもとで育つ。われわれT細胞は、生まれも育ちも同じだが、役割はそれぞれちがうでござるよ。

せっしゃはT細胞のなかでも、戦うことが専門で、ウイルスに感染した細胞をこわせるのでござる。細胞にはかわいそうだが、これで感染の広がりをふせげるのでござるよ。

> キラーT細胞はCD8という分子をもっているから、キラーCD8T細胞とも呼ばれるのじゃ。

## どんな役割？

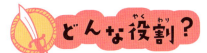

自然免疫にかかわるNK細胞ねえさんも、せっしゃと同じように、ウイルスに感染した細胞をこわす役割があるでござる。しかし、感染したすべての細胞をやっつけられるわけではない。そこで、せっしゃの出番。攻撃をのがれた細胞をこわすのでござる。

じつは、せっしゃはもとから強かったわけではないでござるよ。リンパ管ちゃんを通ってからだ中をめぐっているうちに、リンパ節ちゃんで樹状細胞くんに出会って、強くしてもらったのでござる。

せっしゃは、樹状細胞くんの抗原提示と、そのとき樹状細胞くんが出す刺激がきっかけになって、パワーアップすることができるのでござるよ。この刺激を補助刺激というのでござる。

### せっしゃの過去

**ナイーブ（CD8）T細胞ちゃん**

せっしゃは樹状細胞くんの力によって、感染した細胞をこわせるようになるが、じつは、パワーアップする前のせっしゃのすがたが、ナイーブ（CD8）T細胞ちゃんでござる。はずかしながら、このころはせっしゃも一人前になっておらず、細胞をこわすことができない、おとなしい状態でござったよ。

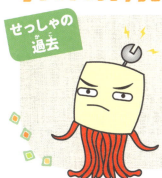

> キラーT細胞にも、かわいい時期があったのね。

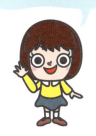

# ヘルパーT細胞さま

指示を出す司令官細胞！

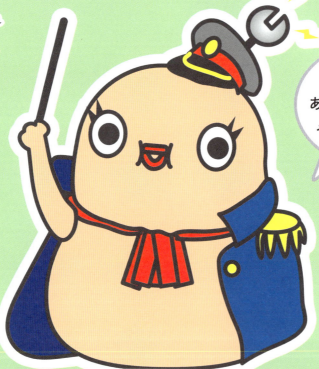

みんなで力をあわせて、病原体をやっつけるわよ。

▶▶ 司令官という立場だけど、生まれも育ちもほかのT細胞と同じなのよ。

▶▶ ほかの免疫細胞がきちんとはたらけるように、さまざまな指示を出すのがわたしの仕事。

▶▶ わたしによって、マクロファージくんはより強く、B細胞どんはたくさんの抗体をつくるようになるわ。

## 免疫トリビア

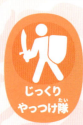
じっくりやっつけ隊

- ヘルパーT細胞は、「Th」と略されて呼ばれることも多い
- ヘルパーT細胞は多くの免疫不全症（→73ページ）に関係している
- HIV（ヒト免疫不全ウイルス）（→73ページ）に感染すると、ヘルパーT細胞の数は減る

## どんな細胞？

わたしは、ほかのT細胞と同じように骨髄かあさんのなかで生まれたあと、胸腺せんせいのなかで成長するわ。成長後はリンパ球のメンバーとして、血管ちゃんやリンパ管ちゃんを通って、からだ中をめぐっているのよ。

獲得免疫にかかわる免疫細胞としてのわたしの任務は、免疫細胞を指揮する司令官！つまり、ほかの免疫細胞がちゃんとはたらくことができるように指揮をとることなの。わたしは、いろんな免疫細胞に的確な指示を出して、パワーアップさせたり、サポートしたりしているわ。

ちなみに、CD4という分子をもっているので、わたしのことを、ヘルパーCD4T細胞と呼ぶ人もいるのよ。

> 免疫細胞の司令官だなんて、なんかかっこいいね。

## どんな役割？

いろいろあるわたしの仕事のなかで、とくに重要なものの1つが、マクロファージくんを元気にすること。かれが食べた病原体の情報が、わたしの知っている病原体だったら、かれをパワーアップさせることができるのよ。そのときわたしは、マクロファージくんを刺激するサイトカインを出すの。

もう1つの重要なはたらきは、B細胞どんに抗体をつくらせることよ。B細胞どんは、自分の抗原レセプターでキャッチした病原体の情報をわたしに伝え、「その病原体に対する抗体をつくってもいいか？」と質問してくるわ。それがわたしの知っている病原体だったら、わたしはB細胞どんを刺激するサイトカインを出して、たくさんの抗体をつくるように指示するのよ。

### わたしの過去

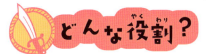

**ナイーブ（CD4）T細胞ちゃん**

キラーT細胞どのと同じように、わたしにもはたらけないナイーブな時代があったの。それがナイーブ（CD4）T細胞ちゃん。リンパ節ちゃんにやってきた樹状細胞くんから、病原体の情報と補助刺激を伝えられることで、パワーアップして、わたし、ヘルパーT細胞になるの。

> ヘルパーT細胞は、病原体を直接攻撃することはないのだよ。

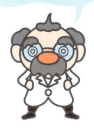

# 造血幹細胞ちゃん

血液細胞の赤ちゃん！

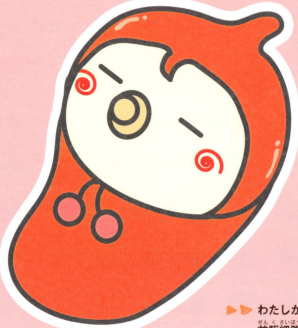

わたしはどんな血液細胞にもなれるんだよ。

▶▶ わたしは骨のなかにいる骨髄かあさんで生まれるの。すべての血液細胞をつくり出すもとなんだよ。

▶▶ わたしが少し成長すると、前駆細胞ちゃんになるの。

血液細胞になり隊

## どんな細胞？

　わたしは骨のなかにいる骨髄かあさんで生まれるの。血液細胞の赤ちゃんだよ。
　じつは、血液のなかのすべての細胞は、わたしがもとになっているの。すごいでしょ？酸素を運ぶ赤血球も、血液をかためる血小板も、もちろん免疫細胞である白血球も、わたしから成長して、それぞれの特徴をもつ細胞になるよ。このように成長して特徴をもつようになることを、分化というの。赤ちゃんだけどむずかしいことばを知ってるでしょ？
　わたしは少し成長すると、前駆細胞ちゃんになるんだよ。はやく大きくなりたいな。

# 前駆細胞ちゃん

**血液細胞の1年生！**

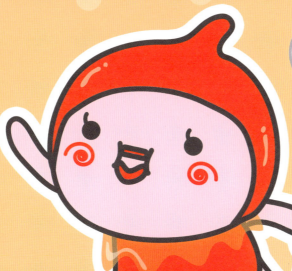

おとなになったら、どんな仕事をしようかな。

▶▶ わたしは成長すると、いろいろな血液細胞に分化するんだよ。

▶▶ 大きく分けて、わたしには骨髄系前駆細胞とリンパ球系前駆細胞の2種類があるの。

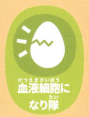

血液細胞になり隊

## どんな細胞？

造血幹細胞ちゃんが少し成長したすがたが、わたしなの。わたしには大きく分けると、骨髄系前駆細胞とリンパ球系前駆細胞の2種類があるよ。

骨髄系前駆細胞からは、赤血球や血小板のほか、マクロファージくんや好中球ちゃん、樹状細胞くん、マスト細胞ちゃんなどが分化していくの。リンパ球系前駆細胞からは、NK細胞ねえさん、B細胞どん、キラーT細胞どの、ヘルパーT細胞さまなどが分化するよ。

こうしてできた免疫細胞たちは、みんなのからだをまもるために活躍するんだよ。

33

# まとめて知りたい！獲得免疫のしくみ

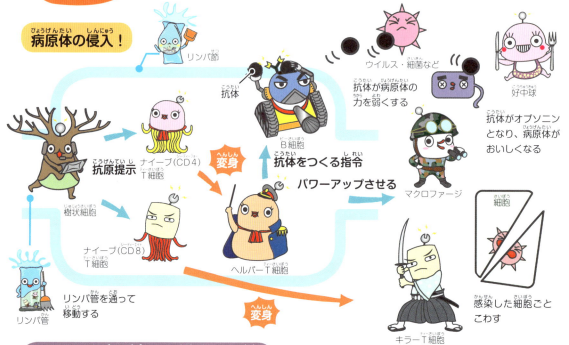

## じっくり対応！獲得免疫

からだに侵入した病原体がどんな種類か、しっかり見きわめ、準備をしてから対応するのが獲得免疫だよ。

獲得免疫にかかわるB細胞やT細胞（キラーT細胞やヘルパーT細胞など）を目覚めさせる重要な役割をもつのが、樹状細胞。樹状細胞は病原体らしいものを食べたり、自分の周囲にある細かい物質を飲みこんだりする。そして、それが危険だとわかったらリンパ節に行き、その情報を補助刺激といっしょにT細胞へわたすんだ。それを受け取る前のT細胞は、ナイーブT細胞といって、免疫細胞としてはほとんどはたらいていないんだよ。

情報を受け取ったT細胞は、パワーアップしてはたらきはじめる。キラーT細胞はリンパ節から外に出て、病原体に感染した細胞をまるごとこわすんだ。ヘルパーT細胞もリンパ節の外に出て、マクロファージを元気にしたり、B細胞に抗体をつくるように指示したりするんだよ。

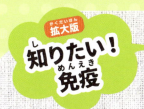

# 知りたい！免疫 拡大版

## 抗体

　抗体というのは、病原体を攻撃する武器のような物質だよ。これをつくることができるのは、B細胞だけ。B細胞から発射された抗体が、病原体に結びつくと、病原体の力をなくすことができるんだ。

　また、抗体が病原体と結びつくと、オプソニンの一種となり、マクロファージや好中球にとって「おいしい」という目印になって、どんどん食べてもらえるんだよ。

　抗体という、B細胞がもっている武器はとても強力なんだ。でもヘルパーT細胞の指示がないと、つくれないんだよ。ヘルパーT細胞は、B細胞がその病原体に有効な抗体がつくれるかどうかを判断して、有効ならば抗体をつくる指示を出す。この指示を受けたB細胞は、抗原レセプターを抗体に変化させ、病原体めがけて発射するんだよ。

　抗体は、つくりのちがいによって、IgM、IgG、IgA、IgD、IgEと大きく5つに分かれるよ。この5つの抗体は、それぞれちがった役割があるんだ。

　ちなみに、IgE抗体を発見したのは、日本の石坂公成博士と石坂照子博士の夫妻で、1966年のことだよ。

### 抗体の種類

| IgM | IgG | IgA | IgD | IgE |
|---|---|---|---|---|
| B細胞が最初につくる抗体。この抗体が病原体にあわせてつくり変えられる | 血液中にもっとも多くふくまれる | 消化管や気道の粘膜をまもる | はたらきはよくわかっていない | 皮膚や粘膜にあるマスト細胞にくっつく |
| | オプソニンとしてはたらく | 母乳にふくまれていて、赤ちゃんをまもる | | 寄生虫の感染やアレルギー反応に関係する |

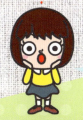

抗体ごとにいろいろなはたらきがあるのね！

# 免疫細胞に必要な

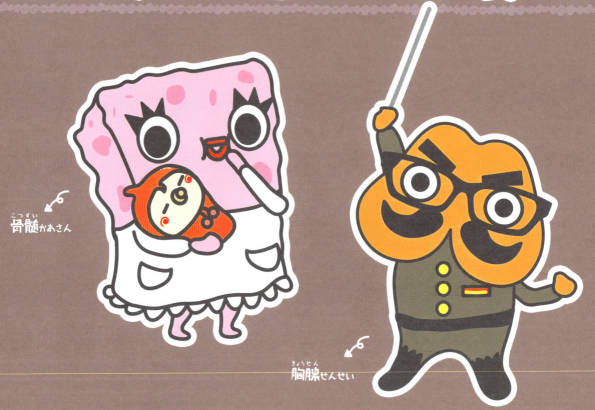

骨髄かあさん

胸腺せんせい

　ぼくたちは、免疫細胞に欠かせない器官だよ。病原体からみんなのからだをまもるために活動している免疫細胞は、ぼくたちがいるから、その力を十分に発揮できるんだ。
　免疫細胞が生まれたり、育ったりする場所を一次リンパ組織っていうよ。ここに登場する骨髄と胸腺が一次リンパ組織なんだ。骨髄はほとんどの骨のなかにあって、すべての免疫細胞はここで生まれる。免疫細胞の「誕生の地」というわけだね。
　獲得免疫（適応免疫）にかかわる免疫細胞であるキラーT細胞とヘルパーT細胞は、骨髄のなかで生まれたあと一人前になるまえに、胸腺という器官に引っ越すんだ。胸腺は心臓の上にの

# 器官

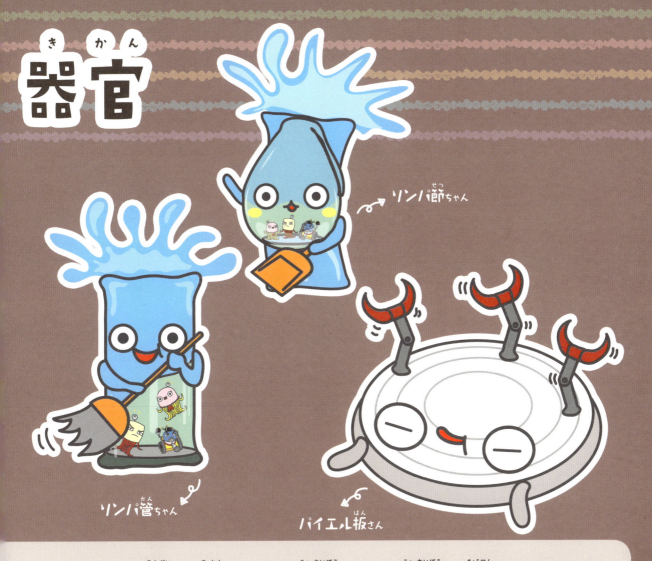

リンパ節ちゃん
リンパ管ちゃん
パイエル板さん

るようにして存在する器官だよ。キラーT細胞とヘルパーT細胞は、胸腺のなかでのきびしい試験に合格して、はじめて一人前の免疫細胞として活躍できるんだ。
　リンパ節とパイエル板は二次リンパ組織と呼ばれ、免疫細胞がたくさん集まる場所なんだ。リンパ節は首やわきの下、ひざのうら、もものつけ根などにいて、そのなかでは免疫細胞が病原体と戦う準備をしているよ。それぞれのリンパ節は、免疫細胞の通り道であるリンパ管でつながっているんだ。パイエル板は、小腸の粘膜部分にある平たくなった場所にいて、病原体を取りこんで、免疫細胞にわたしているんだ。

# 骨髄かあさん

## 免疫細胞が生まれる場所！

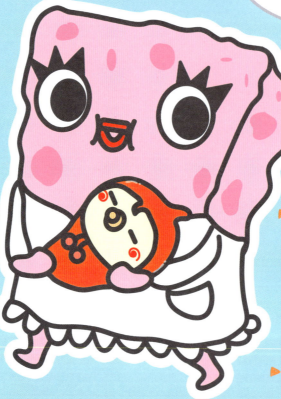

わたしは免疫細胞の"おかあさん"っていえるわね！

▶▶ 免疫細胞が生まれる場所であるわたしは、一次リンパ組織の1つよ。

▶▶ わたしは、ほとんどの骨のなかにいるわ。わたしのなかには、血液細胞のもとになる造血幹細胞ちゃん（→32ページ）がいるの。

▶▶ わたしのなかでは、B細胞どん（→26ページ）が、負の選択というテストを受けているのよ。

免疫細胞そだて隊

### 免疫トリビア
- お母さんのおなかにいる赤ちゃんには、骨髄が十分に形成される前に、肝臓や脾臓などで血液をつくる時期がある
- B細胞のうち、負の選択に合格して免疫細胞としてはたらけるのは、わずか数パーセント

## どんな器官？

「骨髄」っていうわたしの名前から、みんなはどんなイメージをもつかしら？　もしかすると、とっても硬いって思ってるかな？　じつは、わたしはスポンジのようにやわらかいのよ。びっくりでしょ？

わたしはほとんどの骨のなかにいるわ。骨の中心には、骨髄腔という空洞があって、そこがわたしの居場所なの。

わたしには、赤色骨髄と黄色骨髄の2つの種類があるけど、ふつう、骨髄っていえば、赤色骨髄を指していることが多いのよ。赤色骨髄には、すべての血液細胞のもとになる、造血幹細胞ちゃんがいるわ。

つまり、わたしは血液細胞が生まれる場所ってことね！

> 赤色骨髄が年をとり、脂肪が増えて黄色くなったものが黄色骨髄で、血液細胞をつくるはたらきはなくなっているよ。

## どんな役割？

わたしのように免疫細胞が集まる場所をリンパ組織というのよ。わたしは、一次リンパ組織って呼ばれている、免疫細胞が生まれ育つ場所の1つよ。造血幹細胞ちゃんが成長した前駆細胞ちゃん（→33ページ）が、わたしのなかで分化して、さまざまな種類の免疫細胞になるの。

わたしは、免疫細胞が将来の進路を決める場所でもあるわ。B細胞どんは一人前になるために、わたしのなかで負の選択というテストを受けるの。生まれてきたB細胞どんのなかには、からだの細胞を攻撃する危険なものもいるから、そういうB細胞どんは、わたしのなかで取り除かれるの。つまり、自己寛容（→10ページ）のあるB細胞どんだけが合格するのよ。

### 知りたい！免疫

#### アナジー

免疫細胞が活動できない状態をアナジーっていうわ。人のからだの細胞を攻撃する危険な細胞は、B細胞どんだけではなく、T細胞の仲間にもいるの。T細胞の場合は胸腺せんせいで取り除かれるけれど、もれたものには、樹状細胞くん（→18ページ）が対応するわ。樹状細胞くんのなかには、人のからだの細胞のかけらを食べるものがいて、こうした樹状細胞くんは、人のからだの細胞を攻撃するT細胞をしびれさせ、アナジーの状態にするのよ。

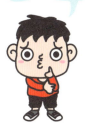

> 免疫細胞にもテストがあるのか。

# 胸腺せんせい

## T細胞の学校！

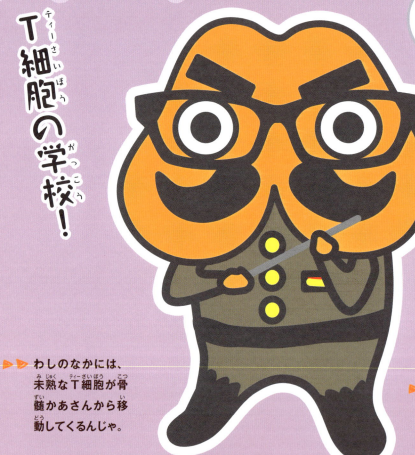

わしのなかで行われる2つの試験はむずかしいぞ！

▶▶ わしはアルファベットのHのような形をしていて、心臓の上にのるようにして存在しているんじゃ。

▶▶ わしのなかには、未熟なT細胞が骨髄かあさんから移動してくるんじゃ。

▶▶ T細胞は、わしのなかで、正の選択・負の選択という、2つのきびしい試験を受けるんじゃ。

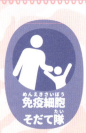
免疫細胞そだて隊

### 免疫トリビア
- 胸腺は魚のエラにあたる部分が、進化の過程で変化したもの
- 胸腺は10代半ばごろがもっとも大きく、その後、年齢とともに小さくなり、はたらきも弱くなる。80歳代の胸腺の大きさは、10〜20歳代の半分くらい

## どんな器官？

わしはあまり有名じゃないから、知らない人が多いかもしれんのう。まあ、わしが免疫とどんな関係にあるのか、それがわかったのはわりと新しいから、しかたがないことじゃな。わしは、胸の真ん中、心臓の上にのるようにして存在しているんじゃ。大きさは、にぎりこぶしほどで、アルファベットのHのような形をしているんじゃよ。

わしは、キラーT細胞どの（→28ページ）やヘルパーT細胞さま（→30ページ）など、T細胞の仲間が育つ場所なんじゃ。

わしは、人の年齢によって、はたらいている状態がちがう。1番活発なのは10代のころ。年をとるにしたがって小さくなり、はたらきも弱くなるんじゃ。

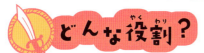

わたしの胸腺はまだ活発なのね！

## どんな役割？

わしも骨髄かあさんと同じく、一次リンパ組織の1つじゃよ。ほとんどの免疫細胞は、骨髄かあさんのなかで生まれ育つ。でも、T細胞の仲間だけは未熟なときに、骨髄かあさんからわしのなかに移動してくるんじゃ。

移動してきた未熟なT細胞は、わしのなかで成長し、T細胞となるんじゃ。わしは、T細胞専用の学校というわけじゃな。

わしのなかでT細胞は、きびしい2つの試験を受けるんじゃ。1つは正の選択という試験で、病原体などをちゃんと見分けられるか試されるぞ。この試験をパスしたT細胞は、さらに負の選択という、B細胞どんが骨髄かあさんのなかで受けたような試験を受ける。人のからだを攻撃する危険があるT細胞は不合格となり、取り除かれるんじゃ。

### わしの仲間

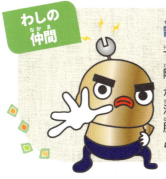

**制御性T細胞にいさん**

T細胞は2段階の試験をパスしなければならない。でも、人のからだを攻撃する危険な細胞が、試験をすりぬけてしまうことがあるんじゃ。そんなときに活躍するのが、制御性T細胞にいさんだぞ。樹状細胞くんも危険なT細胞をアナジーにして、活動できないようにするが、制御性T細胞にいさんは、樹状細胞くんが危険なT細胞に情報を伝えることをじゃまするんじゃ。樹状細胞くんからの情報伝達がないから、危険な細胞は活動できなくなるというわけなんじゃ。

41

# リンパ管ちゃん

## リンパ球メンバーの通り道！

血管ちゃんと同じくらい、免疫にとって重要なのよ。

▶▶ わたしは、血管ちゃんと同じように、からだ中に網の目のように広がっているわ。

▶▶ 血管ちゃんとわたしの両方をめぐれるのは、血液の細胞のなかでもリンパ球だけよ。

▶▶ わたしのなかを流れるリンパ液には、B細胞どんやT細胞の仲間のようなリンパ球のメンバーがいるわよ。つまり、わたしはリンパ球の通り道ね。

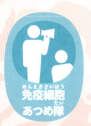
免疫細胞あつめ隊

### 免疫トリビア

- リンパ液には赤血球がふくまれず、血液のように赤くはない
ちなみに顆粒球、リンパ球などの白血球には色がなく透明
- リンパ管が1日に運ぶリンパ液は、約2〜3リットル。心臓が送り出す血液（家庭用風呂で1日約40杯）にくらべるとゆっくりしている

## どんな器官？

わたしは血管ちゃんと同じように、からだのなかに網の目のようにはりめぐらされた管なのよ。血管ちゃんのなかに血液が流れているように、わたしのなかには、リンパ液という透明な液が流れているわ。

このリンパ液は、傷口をかいたあとなどにしみ出る透明な液体と同じもの。血管ちゃんの末端にある毛細血管から、からだのなかにしみ出されていて、その後、わたしのなかに吸収されているのよ。

リンパ液でからだのなかの老廃物を集め、わたしの途中にあるリンパ節ちゃんできれいにろ過するのが、わたしの役割なの。きれいになったリンパ液は血管ちゃんに戻すわ。

わたしにはたくさんの弁がついているから、リンパ液は一方向に流れるのよ。

## どんな役割？

わたしのなかを流れるリンパ液は、液体成分と細胞成分という2種類の成分に分かれるわ。そのうち細胞成分のほとんどはリンパ球なの。つまり、わたしはリンパ球にとって、専用の通路のようなものなのよ。

B細胞どんや、T細胞の仲間などのリンパ球メンバーは、わたしのなかを通って、からだ中をめぐっているの。そして、からだのなかに侵入しようとする病原体がいないか、いつも見はっているわ。リンパ球がからだ中をパトロールできるのは、わたしのおかげね！

ちなみにリンパ球は、わたしの途中にあるリンパ節ちゃんで、わたしと血管ちゃんの間を移動できるんだけど、わたしと血管ちゃんの両方をめぐれるのは、血液の細胞のなかでもリンパ球だけなのよ。

### わたしの仲間

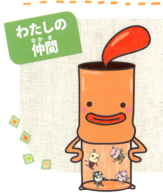

**血管ちゃん**

免疫細胞がからだのなかをパトロールする通路は2つあるの。1つはリンパ管、つまりわたしよ。そして、もう1つの通路が血管ちゃんなの。血管ちゃんのなかを流れる血液には、リンパ球のメンバーだけじゃなくて、マクロファージくん（→14ページ）や、好中球ちゃん（→16ページ）などの顆粒球のメンバーも入っているのよ。

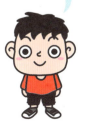

樹状細胞がリンパ節にむかうときも、リンパ管を通るんだって。

# リンパ節ちゃん

## 病原体と戦う準備をする基地！

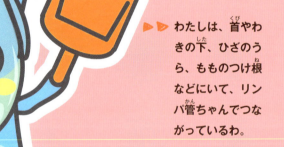

リンパ球は、わたしのなかで戦う準備をするのよ。

▶▶ わたしは、首やわきの下、ひざのうら、もものつけ根などにいて、リンパ管ちゃんでつながっているわ。

▶▶ わたしのなかには、たくさんの免疫細胞が集まっていて、樹状細胞くんからの病原体の情報を受け取るのよ。

▶▶ わたしのなかで情報を受け取った免疫細胞はパワーアップして、病原体と戦えるようになるわ。

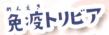

### 免疫トリビア

- リンパ節はそら豆のような形をしていて、大きさは、**1ミリ～3センチ**程度と大小さまざま
- かぜをひいたときなどに、**首やわきの下などがはれる**のは、そこにあるリンパ節で免疫細胞の活動が活発になっているから

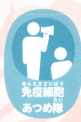

44

## どんな器官？

　全身にはりめぐらされているリンパ管ちゃんの途中で、リンパ管ちゃんどうしが合流しているところに、わたしはいるわ。わきの下、ひざのうら、もものつけ根など、からだのさまざまなところにいて、その数は800ほどなのよ。

　そんなたくさんの数がいるわたしのなかには、多くのリンパ小節というふくろがあるの。さらにそのリンパ小節のなかには、たくさんのリンパ球がいるのよ。また、リンパ小節の内側にある髄質という場所には、リンパ球のほかにマクロファージくんもいるわ。

　ちょっとややこしいけれど、わたしのなかにたくさんの免疫細胞が集まっているっていうことよ。

> リンパ節は、頭や手足が胴体とつながる場所に多いんだね！

## どんな役割？

　わたしの役割の1つは、リンパ液をろ過してからだの老廃物を掃除すること。でも、それだけじゃないわ。免疫に関しても重要なはたらきがあるの。わたしは、獲得免疫にかかわる免疫細胞が、病原体と戦う準備をする基地のような役割をしているのよ。

　樹状細胞くんが、からだに入った病原体の情報をわたしのところへもってくると、その情報を伝えられたナイーブT細胞ちゃんたちは、わたしのなかでヘルパーT細胞さまや、キラーT細胞どのになって、クローン増殖（→25ページ）するのよ。またB細胞どんは、ヘルパーT細胞さまからの指示を受けて、その病原体をやっつける抗体をつくるわ。

　免疫細胞のこれらのはたらきは、ぜーんぶわたしのなかでおこっているのよ。

### わたしの仲間

**脾臓さん**

　脾臓さんは、左側の肋骨の下あたりにある臓器よ。大きさは、にぎりこぶしくらいなの。脾臓さんには、血管ちゃんをめぐる免疫細胞が集まっているわ。脾臓さんの役割の1つは、わたし、リンパ節のように、集まった免疫細胞が病原体と戦う準備をする基地になることなの。

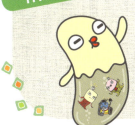

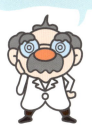

> リンパ節や脾臓のような器官は、二次リンパ組織と呼ばれているんだ。

# パイエル板さん

口から入ってきた病原体をキャッチ！

わたくしは小腸のなかで病原体を待ちかまえているのです。

▶▶ わたくしは小腸のなかの絨毛が少ない平たくなった場所にいます。

▶▶ 口から入ってきた病原体をつかまえるのが得意なのです。

▶▶ わたくしのなかに病原体を取りこんで、いろいろな免疫細胞に、やっつけてもらうのです。

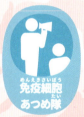

**免疫トリビア**

- パイエル板の名前は、1677年に発見した**スイスのパイエル**に由来する
- パイエル板は1人の小腸に**数十個**存在する
- 電子顕微鏡でパイエル板を見ると**ドーム球場の屋根**のように見える

## どんな器官？

わたくしは小腸の粘膜さん（→53ページ）に存在していますが、みなさんは小腸のなかの様子を知っていますか？　小腸の内側はひだ状になっていて、絨毛という出っぱりがたくさんあります。でも、よく見ると、絨毛があまりなく、平たくなっている場所があって、わたくしはそこにいるのです。二次リンパ組織の1つなのですよ。

ところで、なぜ腸にわたくしがいるのか分かりますか？　腸では、口から入ってきた病原体の増殖をふせいだり、たくさんいる腸内細菌（→60ページ）の数やバランスをコントロールしなければなりません。そのため、腸には強い免疫のはたらきが必要で、わたくしのような免疫器官がいるのです。

> 小腸に平らなところがあるなんて、知らなかったわ！

## どんな役割？

わたくしには、消化器官である小腸のなかにいて、口から入ってきた病原体をつかまえるという大事な役割があるのですよ。

わたくしの表面には、M細胞という、表面が粘液でおおわれた特殊な細胞がいます。M細胞には、粘液にくっついた病原体をわたくしのなかに取りこむはたらきがあるのです。

わたくしは、取りこんだ病原体を分解することはありません。そのまま、わたくしのなかに集まっている免疫細胞に引きわたすのです。病原体の情報は、免疫細胞によって処理され、B細胞どんが病原体をやっつける抗体をつくり出すというわけなのです。

このとき、B細胞どんがつくったIgA抗体が大活躍します。IgA抗体は病原体と結びついて、病原体の力をなくしてしまうのです。

### わたくしの仲間

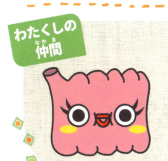

**回腸ちゃん**

小腸の長さは、だいたい4～7メートルくらいあって、十二指腸、空腸、回腸と分けられます。回腸ちゃんは、小腸全体の長さから、25センチくらいの十二指腸を除いた部分の約5分の3をしめています。ほかの部分とくらべて絨毛が少なくて、わたくし、パイエル板はほとんどここにいるのです。

> パイエル板は自分から病原体を取りこむんだね。

**まとめて知りたい！ 免疫器官マップ**

# ここに、これがいる！

この章に登場した免疫に関係する器官が、からだのどこにいるのか、紹介するよ。

### リンパ節

わたしは、リンパ管ちゃんの合流点にいるの。なかは、右の図のような感じなのよ。

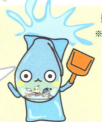

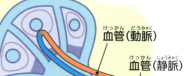

輸入リンパ管
※リンパ節にリンパ液を運びこむ管を輸入リンパ管。逆に運び出す管を輸出リンパ管という

血管（動脈）
血管（静脈）
リンパ小節
輸出リンパ管
髄質（リンパ球以外にマクロファージがいる）

血管もリンパ管も、全身にはりめぐらされているのね！

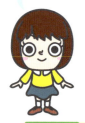

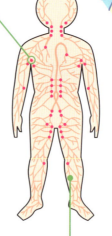

※血管のうち、赤い線は動脈、青い線は静脈を示す

2人とも、どこにどんな器官があるのか、わかってきたかね。

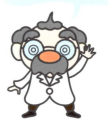

### 血管

心臓から手足の先まで、わたしは全身に広がっているわよ。

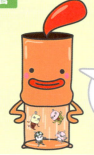

### リンパ管

見てのとおり、わたしもからだ中に広がっているの。

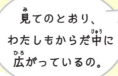

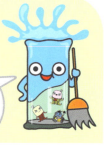

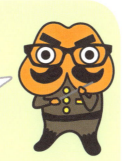
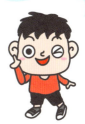
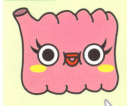
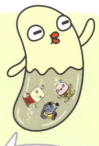
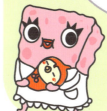
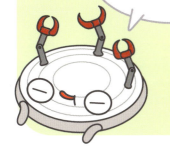

# 免疫細胞をサポート

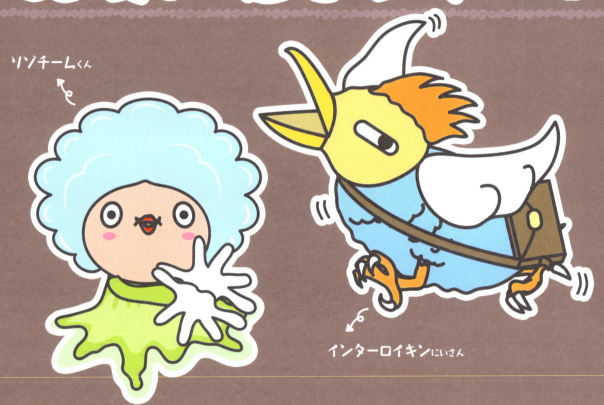

リゾチームくん

インターロイキンにいさん

　みんなのからだのなかには、免疫細胞の活動を助けるいろいろな物質がいるよ。ここに集まったぼくたちがそうなんだ。
　リゾチームは、汗や唾液、鼻水などにふくまれていて、からだのなかに入りこもうとする病原体の細胞にある細胞壁という膜をこわす力があるんだ。
　インターロイキンはサイトカインの1つで、異なる種類の白血球をつなぐ連絡役になる。30種類以上あり、それぞれ連絡する内容がちがうんだ。たとえば、病原体と戦っているマクロファージを助けるために、好中球を呼びよせるのはインターロイキン8だよ。

# する物質

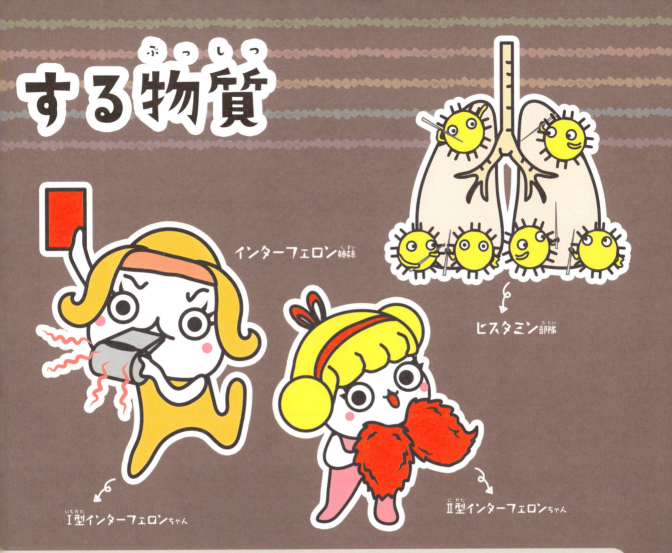

インターフェロン姉妹

ヒスタミン部隊

Ⅰ型インターフェロンちゃん

Ⅱ型インターフェロンちゃん

　病原体であるウイルスは、ほかの細胞に入りこんで数を増やそうとする。それをふせぐために活躍するのが、そのウイルスが感染した細胞でつくられるⅠ型インターフェロン。Ⅰ型インターフェロンは、ウイルスが増えるのをおさえるよ。ヘルパーT細胞がつくり出すⅡ型インターフェロンは、いろいろな免疫細胞を元気づけることができるんだ。
　ヒスタミンは、マスト細胞のなかにある物質だよ。肺や消化管などの筋肉を伸び縮みさせて、寄生虫をからだの外に追い出すはたらきがあるんだ。でも、こまったことにアレルギーの症状を引きおこしてしまうこともあるんだよ。

# リゾチーム くん

病原体の侵入をふせぐ！

ぼくは、病原体からからだをまもるバリアさ！

▶▶ ぼくは、汗や唾液、鼻水や涙、母乳などにふくまれているほか、マクロファージくん（→14ページ）や好中球ちゃん（→16ページ）のなかにもいるよ。

▶▶ ぼくには、細菌の細胞壁というじょうぶな膜をこわす力があるよ。けっこうパワフルなんだ！

▶▶ 病原体がからだのなかに入らないようにするのが、ぼくの役割さ。

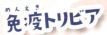
免疫トリビア

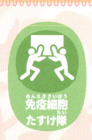
免疫細胞たすけ隊

● リゾチームは人のほか、植物、鳥類のたまご、昆虫などにもある
● リゾチームを発見したのはイギリスのフレミングで、実験中にくしゃみをしたことがきっかけ。くしゃみで飛び散った粘液により、実験用の細菌の成長がさまたげられているのに気づいた

## どんな物質？

病原体からからだをまもっているのは、白血球のような免疫細胞だけじゃないよ。

ぼくは、細菌を直接やっつける物質で、汗や唾液、鼻水や涙などにふくまれているんだ。ほかにも、お母さんから出るお乳などに、ぼくはふくまれているよ。

じつは、ぼくはマクロファージくんや好中球ちゃんのなかのリソソームという場所にもいて、食べた病原体を分解するのを手伝っているんだ。えらいでしょ？

ぼくを発見してくれたのは、イギリスのアレクサンダー・フレミングで、1922年のこと。フレミングはその後、抗生物質のペニシリンを発見し、ノーベル医学生理学賞を受賞しているよ。ぼくはそんなすごい学者に発見されたんだ。

## どんな役割？

免疫細胞のみんなは、からだのなかに入ってきた病原体をやっつけようとするけれど、ぼくの役割は、病原体をからだのなかへ入れないようにすることなんだ。鼻や口などで病原体をくいとめているよ。

ぼくの敵となる細菌の細胞には、もっとも外側に細胞壁という膜がある。この細胞壁はけっこうじょうぶで細胞をまもっているんだけれど、ぼくにはそれをこわして細菌をやっつける力があるよ。そんなけっこうすごい免疫力があることがぼくのじまんなんだ。とくに、ブドウ球菌や破傷風菌など、グラム陽性菌というグループの細菌に対して、強力な効果があるよ。

ぼくのような化学物質で、病原体と戦う免疫は、化学的バリアって呼ばれているんだ。

### ぼくの仲間

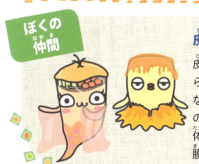

**皮膚ちゃん（左）　粘膜さん（右）**

皮膚ちゃんや粘膜さんも、病原体がからだのなかに入らないようにがんばっているよ。病原体が体内になかなか入れないのは、からだをおおっている皮膚ちゃんのおかげだし、粘膜さんはネバネバした粘液で、病原体を動けなくしているよ。ちなみに、皮膚ちゃんや粘膜さんは、物理的バリアと呼ばれているんだ。

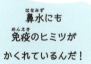

鼻水にも免疫のヒミツがかくれているんだ！

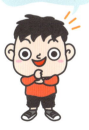

# インターロイキンにいさん

異なる種類の白血球をつなぐ連絡役！

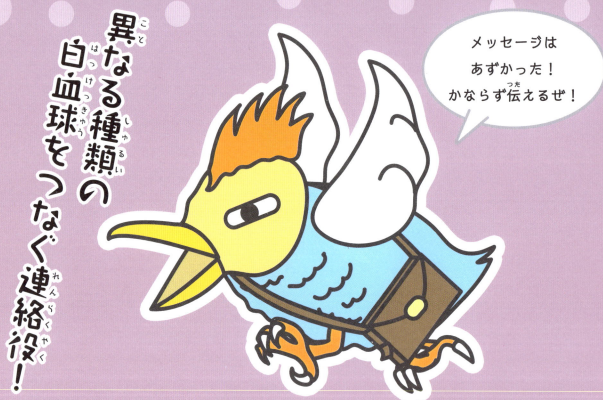

メッセージはあずかった！かならず伝えるぜ！

▶▶ おれはサイトカイン（→15ページ）の1つで、おもに白血球でつくられるんだ。

▶▶ 種類は30以上あって、それぞれ特色のあるはたらきをしているぞ。

▶▶ おもな役割は、白血球にはたらきかけて、きちんと免疫のはたらきをさせることさ。おれが白血球どうしの連絡をサポートしているんだぜ。

## 免疫トリビア

免疫細胞たすけ隊

- インターロイキンの番号が1979年に決まったときは、1と2だけだったが、その後つぎつぎと発見され、番号が増え続けている
- インターロイキンには、炎症性サイトカインの産出をうながす指示を出すものがあるが、反対におさえる指示を出すものもある

## どんな物質？

おれの名前は、英語で"Interleukin"って書くんだ。"Inter"というのは「なにかとなにかの間」っていう意味で、"leukin"は白血球のことさ。つまり、おれは白血球と白血球の間を連絡する物質で、サイトカインの1つなんだ。名前の由来、わかってくれたかな。

おれには30以上もの種類があり、それぞれが特色のあるはたらきをするんだ。種類を区別するために、インターロイキン1（IL-1）やインターロイキン6（IL-6）のように番号がつけられているぞ。

おれはおもに、さまざまな白血球からつくり出される。つくり出されたおれは、ほかの白血球にはたらきかけて、免疫細胞としてきちんと活動できるようにしているぜ。

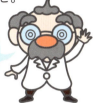

インターロイキンは、「IL」と略して表記されることもあるんだ。

## どんな役割？

マクロファージくんは病原体を食べて戦うけど、負けそうになると、たくさんあるおれの種類のうち、好中球ちゃんを呼びよせるIL-8や、血管ちゃん（→43ページ）を広げるはたらきがあるIL-1やIL-6をつくり出すんだ。血管ちゃんが広がると、血液の流れはおそくなって、好中球ちゃんは血管ちゃんの外に出やすくなり、病原体のところにかけつけられるんだ。このとき熱や痛みをもつ炎症がおきるけど、これはからだが病原体と戦っている証拠。IL-1やIL-6、IL-8は、炎症性サイトカインと呼ばれているぞ。

また、ヘルパーT細胞さま（→30ページ）がつくり出すIL-4は、B細胞どん（→26ページ）に抗体をつくることをうながすはたらきがあるのさ。

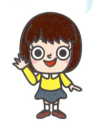

炎症の熱やはれは、免疫細胞がはたらいているからなのね！

### 知りたい！免疫 — 炎症

切り傷やすり傷などのけがをすると、やがて傷口が赤くはれあがり、痛みもあって熱っぽくなるよな。この状態が炎症なんだ。このとき、白血球などの免疫のはたらきでつくられた炎症性サイトカインが血管ちゃんを広げて、傷口の近くを流れる血液が増えているんだ。広がった血管ちゃんからしみ出した血液の成分は、病原体をやっつけるだけでなく、傷口の保護や修復にも役立つのさ。

# インターフェロン姉妹

ウイルスが増えるのをふせぐ！

I型インターフェロンちゃん

「姉妹だけど、はたらきは少しちがうの。」

▶▶ インターフェロンという名前は、「妨害」や「干渉」という意味の英語"Interference"に由来しているの。

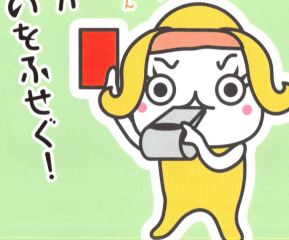

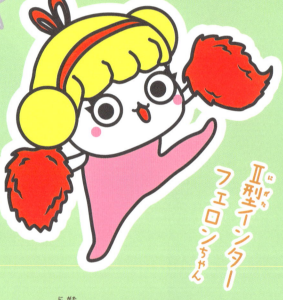

II型インターフェロンちゃん

▶▶ 名前の由来どおり、わたしたちはウイルスが増えることを妨害しているわ。とくに、I型インターフェロンちゃんは、その力が強いわよ。

▶▶ II型インターフェロンちゃんは、いろいろな免疫細胞を元気にするはたらきがあるの。

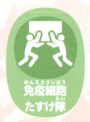
免疫細胞たすけ隊

### 免疫トリビア

- 1957年、イギリスのアイザックスとドイツのリンデマンが、新しい物質を発見したと考え、「インターフェロン」と名づけて発表した
- じつはインターフェロンは、その3年前に日本の長野泰一博士と小島保彦博士が発見していた「ウイルス抑制因子」と同じ物質だった

## どんな物質？

わたしたちのことをよく理解してもらうために、「インターフェロン」という名前についてお話しするわね。この名前は英語の"Interference"に由来していて、「妨害」とか「干渉」っていう意味よ。つまり、わたしたちはウイルスの妨害をする物質なの。

ウイルスは、自分だけでは増えることができないから、ほかの生きものの細胞を利用して増えるの。でも、ウイルスに感染した細胞だって、ただ利用されるだけではないわ。Ⅰ型インターフェロンちゃんをつくり出し、ウイルスが増えることをふせごうとするの。ウイルス増殖を妨害してるってことね！

わたしたちもインターロイキンにいさんと同じく、サイトカインの1つよ。

> サイトカインにはいろいろなものがあるんだね！

## どんな役割？

ウイルスをやっつけるには、貪食細胞のマクロファージくんや好中球ちゃんだけでは、ちょっと力不足なの。だから、ウイルスに感染した細胞は自分で、ウイルス増殖をおさえる力が強いⅠ型インターフェロンちゃんをつくって、まだ感染していない細胞をウイルスからまもろうとするのよ。

Ⅱ型インターフェロンちゃんのはたらきの中心は、免疫細胞を元気にすること。Ⅱ型インターフェロンちゃんは、おもにヘルパーT細胞さまでつくられ、マクロファージくんやNK細胞ねえさん（→20ページ）、B細胞どん、キラーT細胞どの（→28ページ）のような免疫細胞が、いっそう活発に活動できるようにするのよ。免疫細胞を応援するチアガールって感じね！

> Ⅰ型インターフェロンはウイルスを妨害して、健康をまもってくれているのだよ。

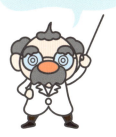

### 知りたい！免疫 　がん治療に利用されるインターフェロン

わたしたち、インターフェロンは、ウイルスが広がることをおさえるだけではなく、がん細胞が増えるのをおさえるはたらきももっているの。そのため、腎臓がんなどのがん治療の薬に利用されているわ。でもね、ざんねんだけど、あまり効果がないときもあるし、発熱などのほか、大きな副作用がおこることもあるの。わたしたちをがん治療の薬として使うときは十分な注意が必要なのよ。

57

# ヒスタミン部隊

## 寄生虫を追い出す！

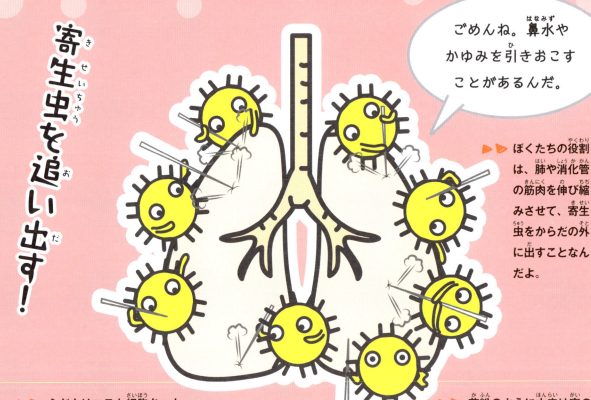

ごめんね。鼻水やかゆみを引きおこすことがあるんだ。

▶▶ ぼくたちの役割は、肺や消化管の筋肉を伸び縮みさせて、寄生虫をからだの外に出すことなんだよ。

▶▶ ふだんはマスト細胞ちゃん（→22ページ）のなかでしずかにしていて、外に出ると活動をはじめるよ。

▶▶ 花粉のように本来は害のない物質に対してもはたらき、アレルギーを引きおこすことがあるんだ。

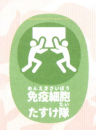

免疫細胞たすけ隊

### 免疫トリビア

- 花粉症だけでなく気管支ぜんそく、アトピー性皮膚炎などのアレルギーにも、ヒスタミンがかかわっている
- ヒスタミンがかかわるアレルギーは、多くの場合、アレルゲンにふれてから数分以内の短い時間でおこる

58

## どんな物質？

マスト細胞ちゃんのなかにある顆粒につまっている化学物質、それがぼくたちなんだ。ふだんはとてもおとなしくしているよ。

ぼくたちがいるマスト細胞ちゃんは、自然免疫にかかわる免疫細胞で、気道や消化管の粘膜さんや皮膚ちゃん（→53ページ）のすぐ下にある皮下組織にいるよ。寄生虫などがからだのなかに入ってくると、B細胞どんがつくり出したIgE抗体に反応して、マスト細胞ちゃんはたくさんの顆粒を放出するんだ。その顆粒のなかに、ぼくたちは入っているよ。つまり、ぼくたちはマスト細胞ちゃんの武器みたいなものなんだ。

寄生虫をからだの外に追い出すのに、ぼくたちはとても効果があるんだよ。

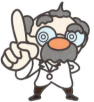

寄生虫が体内に入ると、B細胞はIgE抗体をつくるんだったね。

## どんな役割？

ぼくたちは、マスト細胞ちゃんの顆粒から飛び出すと、いろいろなはたらきをするよ。

その1つは、炎症性サイトカインのように血管ちゃんを広げて、血液のなかにいる免疫細胞を外に出やすくすることさ。

もう1つの重要な仕事が、肺や消化管の筋肉を伸び縮みさせること。これで、寄生虫をからだの外に追い出すことができるんだ。

でも、ときどきこまったこともおきている。じつは、花粉など寄生虫ではない物質がからだのなかに入ってきたときにも、ぼくたちは、同じようにはたらくことがあるんだ。すると、人は花粉症（→72ページ）などのアレルギーをおこすんだ。

ぼくたちのせいで、つらい思いをしている人には、もうしわけないな。

### 知りたい！免疫

### ストレスと免疫

みんなはストレスをかかえているかな？　最近は、子どもでもストレスで悩んでいるって聞くから心配だな。じつはストレスって、免疫ととても深く関係しているんだよ。ストレスのために落ちこんでいると、免疫力は弱くなるんだ。逆に楽しみながら生活すると、免疫力は強くなるんだよ。とくに、NK細胞ねえさんはストレスの影響を受けやすいっていわれているよ。

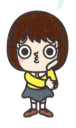

わたしも花粉症なんだけど、ヒスタミンが関係していたのね。

# 腸内細菌とその食べ

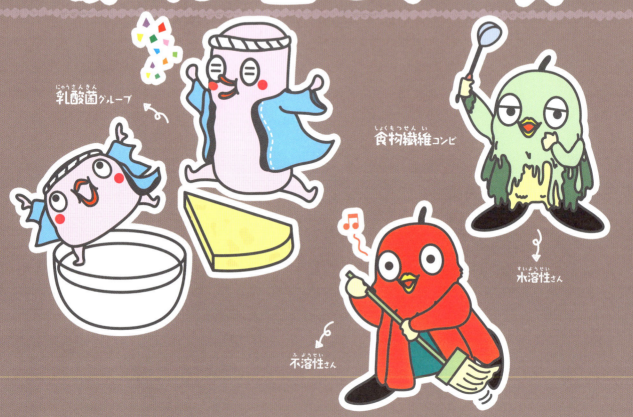

からだのなかで、もっとも免疫細胞がいるところは腸。十分に免疫の力があるかどうかは、腸で決まるといわれているくらいさ。その免疫の力に大きな影響を与えているのが腸のなかにいる細菌なんだ。ここでは、ぼくたち腸内細菌とぼくらの食べものになる物質を紹介するよ。
　腸内細菌は3万種類くらいあって、その数は1000兆以上といわれているよ。腸内細菌の集まりは、色鮮やかでお花畑みたいだから、最近は「腸内フローラ」なんていわれている。「フローラ」とは「お花畑」っていう意味だよ。腸内細菌には、人の健康によい影響をあたえる善玉菌と、悪い影響をおよぼす悪玉菌がいる。乳酸菌は、善玉菌の代表なんだ。乳酸菌が増える

# もの

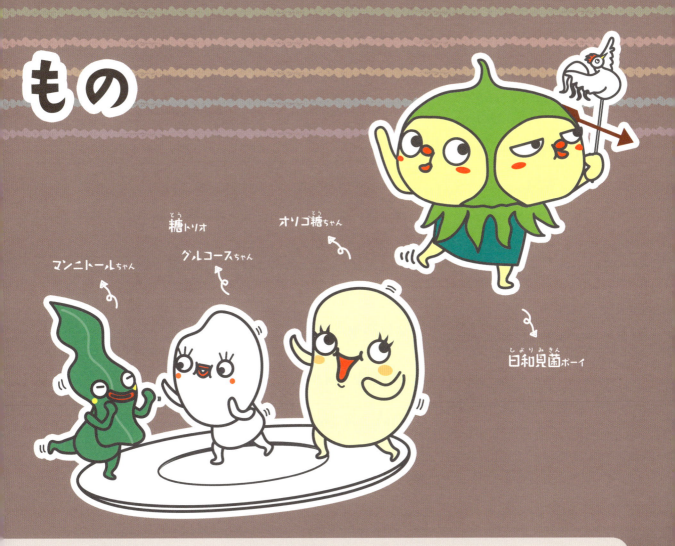

と、免疫細胞が元気になって免疫の力が高まるんだよ。
善玉菌が大好きな食べものは糖だよ。糖にはいくつもの種類があるけど、ここでは、オリゴ糖とグルコース、マンニトールに登場してもらったよ。食物繊維にも多糖類という糖の1種がふくまれているんだ。善玉菌は、オリゴ糖やグルコース、マンニトール、食物繊維を食べると数が増えるから、免疫細胞も元気になるよ。
腸内細菌のなかでもっとも多いのが日和見菌。善玉菌と悪玉菌の勢力争いのなかで、優勢な方に味方するよ。善玉菌が日和見菌を味方につければ、そのはたらきは強力になるんだ。

# 乳酸菌グループ

## 腸内の免疫細胞を元気にする!

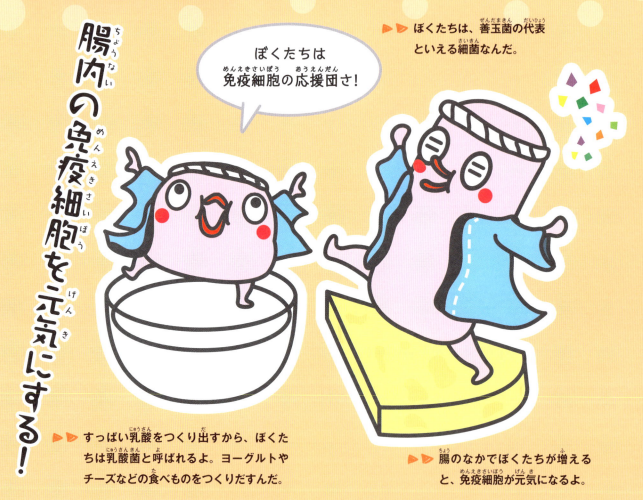

▶▶ ぼくたちは、善玉菌の代表といえる細菌なんだ。

ぼくたちは免疫細胞の応援団さ！

▶▶ すっぱい乳酸をつくり出すから、ぼくたちは乳酸菌と呼ばれるよ。ヨーグルトやチーズなどの食べものをつくりだすんだ。

▶▶ 腸のなかでぼくたちが増えると、免疫細胞が元気になるよ。

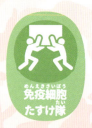

免疫細胞たすけ隊

### 免疫トリビア

- ほとんどの腸内細菌は酸素があると生きられないが、**乳酸菌は生きられる**
- 乳酸菌のもう1つの特徴は、**塩分濃度が濃くても生きられること** つけものは塩分が濃いから、乳酸菌以外の菌が増えにくくなっている

## どんな細菌？

細菌だからって、きらわないでおくれよ。ぼくたちは、人の健康によい影響をあたえる善玉菌の代表なんだからさ。

ぼくたちには、ものすごい数の種類があるんだけど、乳酸というすっぱい物質をつくるから、みんな「乳酸菌」と呼ばれているよ。腸のなかに1億～1000億くらいいて、棒のような形をしているものもいれば、球形のものもいるよ。ほとんどは小腸にいるんだ。

ぼくたちが入っている食べものといえば、ヨーグルトとチーズが有名だよ。コンビニやスーパーでも売っているから、きっと、みんなにもなじみがあるよね。ぼくたちがからだのなかに入ると、免疫細胞が元気になるから、みんな食べてほしいな。

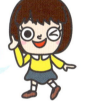

ヨーグルトもチーズも大好き！きっとわたしのからだのなかには、たくさんの乳酸菌がいるわ！

## どんな役割？

ぼくたちは小腸のなかでも、とくに回腸ちゃん（→47ページ）にいるんだ。回腸ちゃんには、パイエル板さん（→46ページ）がいて、パイエル板さんのなかには、いろいろな免疫細胞が集まっているよ。

この免疫細胞を元気にするのが、ぼくたちなんだ。とくにB細胞どん（→26ページ）やT細胞の仲間を元気にするよ。だから、ぼくたちが腸のなかに多いと、免疫力が上がるってわけなんだ。

最近は腸内細菌の集まりのことを、「腸内フローラ」って、おしゃれな名前で呼んでいるね。ぼくたちのような善玉菌を増やして、腸内フローラのバランスをよくすることをプロバイオティクスというんだよ。みんなもプロバイオティクスで免疫力を上げよう！

### ぼくたちの仲間

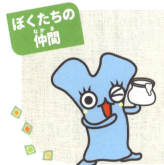

**ビフィズス菌ちゃん**

ぼくたちと同じく、ビフィズス菌ちゃんも免疫細胞を元気にするよ。ビフィズス菌ちゃんは善玉菌のなかでもっとも多く、その数は1兆～10兆といわれているんだ。ほとんどのビフィズス菌ちゃんは大腸にすんでいるよ。乳酸のほかに酢酸もつくることができて、酢酸は悪玉菌が増えるのをおさえる効果があるんだ。

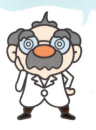

乳酸菌やビフィズス菌が腸にとどく前に死んでも大丈夫。死がいにも善玉菌を増やす効果があるのじゃ！

# 糖トリオ

善玉菌を元気に育てる！

マンニトールちゃん
グルコースちゃん
オリゴ糖ちゃん

「わたしたちは善玉菌の好物なの。おいしそうでしょ！」

▶▶ わたしたちは善玉菌の好物。善玉菌はわたしたちを食べて育つのよ。

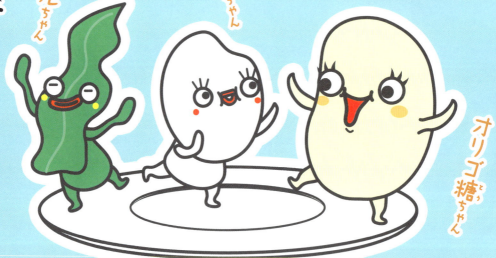

▶▶ 善玉菌はわたしたちのことが好きだけど、とくにオリゴ糖ちゃんが大好物なの。オリゴ糖ちゃんは糖トリオのエースね。

▶▶ わたしたちがふくまれている食べものを食べて、健康を保つ方法を、プレバイオティクスというわ。

---

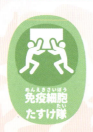
免疫細胞たすけ隊

### 免疫トリビア

- オリゴ糖の「オリゴ」とは、ギリシャ語で**「少ない」**という意味
- オリゴ糖をとりすぎると**おなかがゆるく**なる
- グルコースの別名である「ブドウ糖」の名前の由来は、**ブドウ**に多くふくまれているため

## どんな物質？

腸のなかの善玉菌は、いろいろな糖を食べて元気になるの。わたしたちは、そんな善玉菌の食べものになる糖トリオよ！糖類にはいろいろあるけれど、わたしたちは、とくに善玉菌の好物なの。わたしたちって、そんなにおいしいのかなあ？

わたしたちは、善玉菌に食べられてしまう運命だけど、ちっとも悲しくなんかないわ。だって、善玉菌に食べられ、かれらを育てることによって、みんなを健康にすることができるんだもの！

なかでもオリゴ糖ちゃんは、乳酸菌グループや、ビフィズス菌ちゃんの大好物なの。グルコースちゃんやマンニトールちゃんだって、いろいろな善玉菌の好物なんだよ。

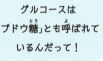

グルコースは「ブドウ糖」とも呼ばれているんだって！

## どんな役割？

わたしたちのメンバーで、善玉菌の食べものとしてもっとも有名なのは、オリゴ糖ちゃんかな。オリゴ糖ちゃんは、おもに豆類やゴボウ、タマネギにふくまれているよ。なかでも大豆は、オリゴ糖ちゃんがたくさんいるのよ。近ごろは、オリゴ糖ちゃんが入ったヨーグルトなどもたくさんあるわ。

グルコースちゃんは、ごはんやパンなどのほか、ブドウやバナナなどのくだものにもふくまれているよ。グルコースちゃんは、善玉菌の食べものになるほか、脳がはたらくときのエネルギー源にもなるの。すごいでしょ！マンニトールちゃんは、コンブやキノコ類にふくまれているわ。

プレバイオティクスといって、わたしたちを食べて健康を保とうとする方法もあるのよ。

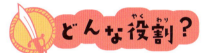

### プレバイオティクス

善玉菌の食べものとなる物質を腸のなかに取り入れて、善玉菌の数や種類を増やし、健康を保とうとすることをプレバイオティクスっていうわよ。そのためには、善玉菌の好物であるわたしたち糖トリオや、食物繊維コンビなどをふくんだ食べものをとるとよいわ。わたしたちはお肉やお魚よりも、穀物や野菜、豆類、くだものなど植物性食品に多いのよ。

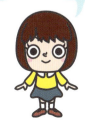

発酵食品をとるのがプロバイオティクス、善玉菌の食べものをとるのがプレバイオティクスね。

# 食物繊維 コンビ

とっても腸に役立つ！

わたしたちを食べて、腸の免疫力をアップさせてね。

▶▶ わたしたち食物繊維は、人のからだではほとんど消化できないよ。

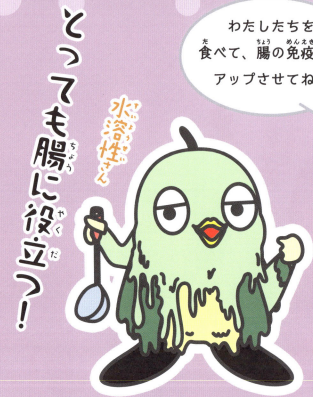

水溶性さん

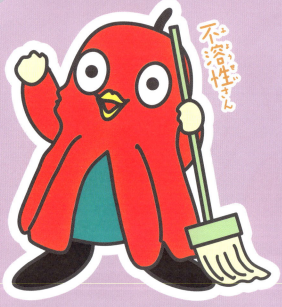

不溶性さん

▶▶ 食物繊維には、水に溶ける水溶性食物繊維と、水に溶けない不溶性食物繊維がいるんだ。

▶▶ 水溶性さんは善玉菌の大好物で、腸内フローラのバランスを整えるはたらきがある。不溶性さんは、腸のなかをお掃除してきれいにするよ。

## 免疫トリビア

免疫細胞たすけ隊

- オクラやメカブ、納豆のネバネバは水溶性食物繊維によるもの
- 食物繊維をたくさん食べると、おならが出やすくなる
- 食物繊維をきちんと摂取すると、黄色いバナナ状の健康的な便が出る

## どんな物質？

わたしたち食物繊維は、からだに消化・吸収されて栄養となる成分ではないけれど、健康にとってとても大事なものなんだよ。

わたしたちには、水に溶ける水溶性さんと、水に溶けない不溶性さんがいて、どちらにも多糖類という糖の仲間がふくまれているんだ。水溶性さんは、オクラや海藻、コンニャクなどに、不溶性さんは、ゴボウやサツマイモなどに多くふくまれているよ。

どちらの食物繊維も、善玉菌の食べものになるけれど、とくに水に溶ける水溶性さんは、善玉菌の大好物なんだ。

また、不溶性さんは、腸のなかのゴミをホウキでかき出すようにきれいにすることができるんだ。

> 食物繊維には、肌をきれいにする効果もあるらしいわ！

## どんな役割？

善玉菌の好物である糖類には、いろいろな種類があるけれど、水溶性さんにふくまれる多糖類はオリゴ糖ちゃんとともに、善玉菌の大好物なんだ。善玉菌が多糖類を食べて、数を増やすことで、腸内フローラのバランスがよくなるよ。

不溶性さんだって負けてはいないよ。不溶性さんは、腸内の食べもののカスなどをからめとって、便として外に出すことが得意。食べもののカスが腸にのこっていると、悪玉菌が増える原因になってしまうからね。

わたしたちの活躍によって、免疫細胞は元気になるよ。そうなると、かぜもひきにくくなるし、感染症にもかかりにくくなる。プレバイオティクスの効果が高いことでも、わたしたちは注目されているんだよ。

### わたしたちの仲間

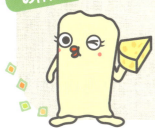

**プロピオン酸産生菌さん**

みんなはエメンタールチーズを知っているかな？ あなのあいた、スイスの伝統的なチーズだよ。プロピオン酸産生菌さんは、むかしから、エメンタールチーズなどをつくるときに、乳酸菌グループといっしょに使われる細菌なんだ。プロピオン酸産生菌さんがつくり出す物質には、ビフィズス菌ちゃんを増やすはたらきがあるんだよ。

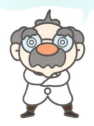

> 日本人がとる食物繊維の量は、ここ20年ほどの間に、2割ほども減ってしまったんだ。

# 日和見菌 ボーイ

▶▶ 腸内細菌の大部分をしめているのはおいらさ。善玉菌と悪玉菌のうち優勢な方の味方をするんだ。

味方にすると免疫力がアップ

「どちらに味方しようかな〜。」

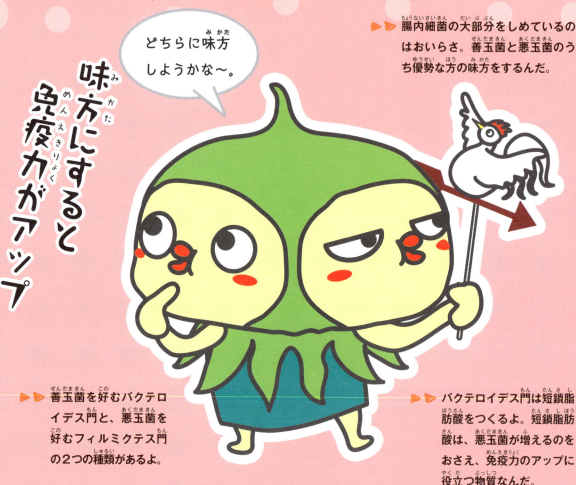

▶▶ 善玉菌を好むバクテロイデス門と、悪玉菌を好むフィルミクテス門の2つの種類があるよ。

▶▶ バクテロイデス門は短鎖脂肪酸をつくるよ。短鎖脂肪酸は、悪玉菌が増えるのをおさえ、免疫力のアップに役立つ物質なんだ。

## 免疫トリビア

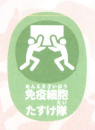
免疫細胞たすけ隊

- フィルミクテス門の日和見菌は、「デブ菌」と呼ばれる
- 生まれたばかりの赤ちゃんの腸は、**腸内細菌がいない無菌状態**
- 生まれて**数日**で、赤ちゃんの腸には母乳やミルクから取り入れたビフィズス菌などがすみつくようになる

68

## どんな細菌？

腸のなかには、善玉菌や悪玉菌のほかに、日和見菌と呼ばれるおいらがいるぞ。「日和見」というのは、自分の立場をはっきりさせず、どちらか優勢になった方に味方する態度のこと。つまり、日和見なおいらは、善玉菌と悪玉菌のうち、優勢な方を応援するんだ。ちょっとずるいかな？

あまりよいイメージではないかもしれないけれど、よく考えてみてよ。善玉菌も悪玉菌も、どっちつかずのおいらを味方にしたほうは、さらに強くなるんだよ。

おいらは大きく分けると、善玉菌を好むバクテロイデス門というグループと、悪玉菌を好むフィルミクテス門というグループの2つの種類があるんだ。

> 腸内の細菌の4分の3は日和見菌で、善玉菌や悪玉菌よりはるかに多いんだよ！

## どんな役割？

バクテロイデス門は、「やせる腸内細菌」とも呼ばれているんだ。これは、短鎖脂肪酸といって、脂肪を分解したり、脂肪が細胞に取りこまれるのをふせいだりする物質を生み出すから。短鎖脂肪酸には、このほかにも悪玉菌が増えるのをおさえて、腸内フローラのバランスを整え、免疫の力を高めることに役立つはたらきもあるよ。

反対に、フィルミクテス門が腸のなかにたくさんいると、人は少し食べるだけで、太ってしまう。また、太るだけではなくて、がんをまねく可能性もあるんだ。

フィルミクテス門を減らして、バクテロイデス門を増やすためには、食物繊維コンビを腸に取りこむことが効果的だよ。おぼえておいてね。

### 知りたい！免疫

**よく噛むと免疫力が上がる**

食べもののなかには、活性酸素というとても酸化する力が強い物質がふくまれているものもある。活性酸素の量が少なければ、大きな問題はないけれど、多すぎると免疫力が低下するぞ。唾液には、そんな活性酸素を消す物質がふくまれているんだ。よく噛んで、唾液をたくさん出して食べることが、免疫力の向上につながるんだよ。

> 「やせる腸内細菌」なんて魅力的な呼び名よね。

## まとめて知りたい！ 発酵食品で免疫力アップ！

### 乳酸菌と発酵食品

善玉菌の代表の乳酸菌は、人の腸のなかにたくさんいるよ。また、人だけでなく、いろいろな動物の腸内や乳にもいるんだ。ほかにも野菜やくだものなどの植物にもいるし、空気中をただよっていることもある。乳酸菌は、みんなの身近にいるんだよ。

また、乳酸菌はたくさんの発酵食品に利用されているよ。発酵食品というのは、微生物の発酵というはたらきを利用してつくる食べもの。乳酸菌がふくまれる発酵食品には、身近なものがたくさんあるよ。

発酵食品は栄養価が高いうえに、善玉菌もいるから、腸内フローラを整えて免疫の力を上げるのにもってこいの食べものなんだ。

### 乳酸菌がいるおもな発酵食品

**ヨーグルト**

乳酸菌によって牛乳を発酵させると、すっぱくてトロトロになるよ。

**ぬかづけ**

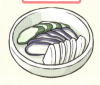

野菜を米ぬかでつくったぬか床につけて、発酵させたつけものだよ。

**メンマ**

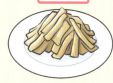

麻竹というタケノコを塩づけにして、発酵させるよ。

**チーズ**

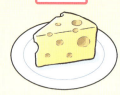

牛乳のタンパク質をかためる液をくわえたあと、時間をかけて発酵させるよ。

**キムチ**

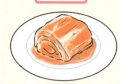

韓国料理を代表する、からいつけもの。ここにも乳酸菌がたくさん！

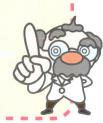

乳酸菌は1度にたくさんとるより、毎日少しずつとるほうが腸内フローラのバランスがよくなるんだよ。

## 見直される和食

日本人の腸内細菌は、むかしにくらべてだんだん減ってきているんだ。これには、洋食が多くなったことなど、食生活の変化が関係しているともいわれているよ。

そこでいま、伝統的な和食が見直されているんだ。和食には、つけもののほか、納豆やみそ汁に使うみそなど発酵食品がいっぱい！納豆には納豆菌、みそにはこうじ菌など、乳酸菌以外の微生物も大活躍しているよ。

ここでは定食を例に、和食にはどんな発酵食品があるか見てみよう！ それぞれ、どんな微生物がかかわっているのかな。

### 栄養ドリンク!? あま酒

みんなは、あま酒を知っているかな？ひな祭りなんかで飲んだことがある人もいるかもしれないね。こうじ菌を米に繁殖させたものを米こうじというんだけど、米こうじで米を発酵させてつくるあま酒には、アルコールがふくまれていないんだ。だから、子どもでも飲めるよ※。あま酒は栄養価が高く、江戸時代には夏バテ防止の栄養ドリンクとして親しまれていたんだって。また、あま酒には腸内フローラを整える効果もあるんだよ。

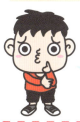

納豆は苦手だけど、これから食べるようにしようかな。

### 和食で出てくる発酵食品

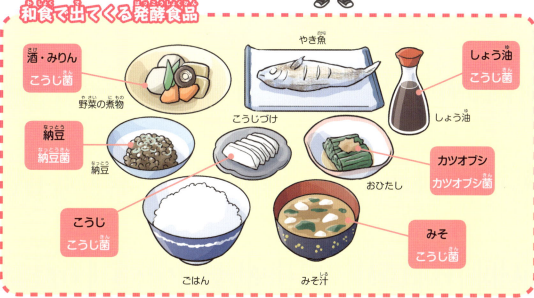

酒・みりん　こうじ菌
野菜の煮物
納豆　納豆菌
納豆
こうじ
こうじ菌
やき魚
こうじづけ
ごはん
しょう油　こうじ菌
しょう油
カツオブシ　カツオブシ菌
おひたし
みそ　こうじ菌
みそ汁

※酒粕でつくるあま酒には、アルコールがふくまれることがある

## 免疫トピック 花粉症はどうしておこる？ アレルギー

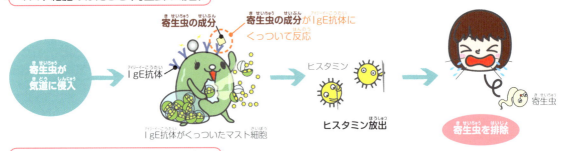

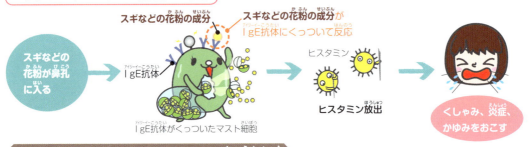

### ヒスタミンによっておこる花粉症

　アレルギーは、免疫細胞がスギの花粉など害のないものに対して必要以上に反応し、かえってからだに害をおよぼすことになる症状だよ。

　花粉症は、IgE抗体が関係する「Ⅰ型アレルギー」という種類で、マスト細胞が寄生虫を追い出すのと同じはたらきで引きおこされるよ。からだに花粉が入ると、樹状細胞やマクロファージがその成分をキャッチして、ヘルパーT細胞に抗原提示する。すると、ヘルパーT細胞はB細胞にIgE抗体をつくるように指示するんだ。つくられたIgE抗体は、マスト細胞の表面にたくさんくっつくよ。

　その状態でまた花粉がからだに入ると、マスト細胞の表面にあるIgE抗体が反応して、マスト細胞のなかにあるヒスタミンが放出される。ヒスタミンが気道などを刺激して、くしゃみなどの症状がおきるんだ。

　なぜ花粉症の人が、無害な花粉に対してIgE抗体をつくるのかは、まだはっきりとわかっていないんだよ。

## 免疫トピック 免疫がはたらかない？ 免疫不全

### HIVによる免疫不全

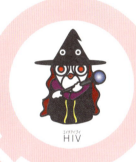
HIV

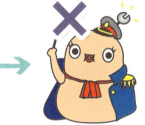
ヘルパーT細胞
HIVに感染するとヘルパーT細胞が減る

ほかの免疫細胞に指示ができない

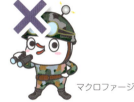
B細胞
マクロファージ

ヘルパーT細胞が減ったことで、免疫細胞がうまくはたらかなくなる

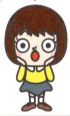
HIVというウイルスは細胞の1万分の1ほどの大きさらしいわ。とっても小さいのね！

### 感染症にかかりやすくなる免疫不全

　免疫が十分にはたらかなかったり、正しく機能しなくなったりすることを「免疫不全」というんだ。その免疫不全によって引きおこされる病気が「免疫不全症」なんだ。そうなると、健康なからだなら、すぐに免疫がやっつけられるような病原体が、命にかかわる病気を引きおこすこともあるんだ。

　免疫不全症には大きく分けて2つの種類があるよ。1つは生まれつき免疫細胞がまったくなかったり、免疫が正しくはたらかなかったりする「原発性免疫不全症」。原発性免疫不全症では、幼いときからくり返し感染症などにかかることがある。

　もう1つが「続発性免疫不全症」で、ウイルス感染などで免疫細胞に問題がおきてしまう病気だ。HIV（ヒト免疫不全ウイルス）がヘルパーT細胞に感染しておこるエイズ（後天性免疫不全症候群）もその1つだよ。そうなるとヘルパーT細胞が減り、免疫細胞がうまくはたらかなくなるんだ。

**免疫トピック** 免疫がじゃまをする？ # 臓器移植と拒絶反応

## 拒絶反応のながれ

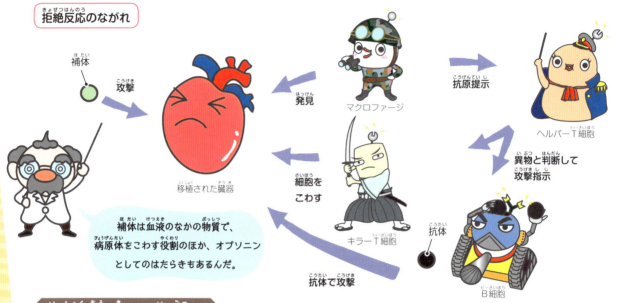

補体は血液のなかの物質で、病原体をこわす役割のほか、オプソニンとしてのはたらきもあるんだ。

## 移植臓器は異物？

　病気や事故により臓器が大きなダメージを受けたとき、代わりにほかの人から臓器をもらい、治療することがある。これを臓器移植というよ。でも、こまったことに、免疫は移植された臓器に対しても、はたらくことがあるんd。これが拒絶反応と呼ばれる現象だよ。移植された臓器を、からだが異物とみなして拒否しているんだよ。
　まず血液のなかの補体という物質が、移植された臓器に攻撃をしかける。つぎにマクロファージが反応して、その情報をヘルパーT細胞に伝えるよ。ヘルパーT細胞は移植された臓器を、自分のからだではない異物と判断して、キラーT細胞やB細胞に臓器をやっつけるように指示を出すんだ。
　ヘルパーT細胞は、移植された臓器のMHC分子で、自分のからだの細胞かどうか判断しているけど、MHC分子は、親子や兄弟の間でも一致するとはかぎらない。だから臓器移植はむずかしいんだ。
　拒絶反応をやわらげるためには、免疫のはたらきをおさえる免疫抑制剤を使うよ。ただし、免疫抑制剤が効きすぎると、感染症にかかるから、バランスが大切なんだ。

74

## 免疫トピック 免疫と関係がふかい！？ がん治療

**がんの免疫編集**

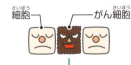
細胞　がん細胞
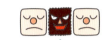
NK細胞

> 免疫とがんの関係を3段階で考えることを、「免疫編集」というそうよ。

 ヘルパーT細胞
**がん細胞を取り除こうとする**
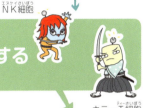 キラーT細胞

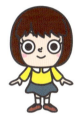

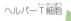

**第1段階**
がん細胞は完全に取り除かれる

→

**第2段階**
取り除かれず生き残ったがん細胞があらわれる。がんは大きくはならないが、消えもしない

→

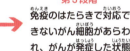
**第3段階**
免疫のはたらきで対応できないがん細胞があらわれ、がんが発症した状態

### 免疫細胞 VS がん細胞

がん細胞は、かってに増えたり移動したりする、異常な細胞。でも、がん細胞はふつうの細胞から生まれたものなんだ。健康な人のからだのなかでも毎日生まれているけど、免疫細胞が監視していて、NK細胞などが取り除いているから大丈夫だよ。

それでも、がん細胞が生き残ってしまうこともある。生き残ったがん細胞と、免疫細胞によって取り除かれるがん細胞の数がつり合っている間は、症状はあらわれない。

だけど、そのうちに免疫のはたらきで対応できないがん細胞があらわれ、増えていくことがある。すると、臓器がはたらかなくなったり、がん細胞がからだ中に広がったりして、命を落とすこともある病気になるよ。

そのために、免疫細胞ががん細胞を取り除くはたらきを高めて利用し、がんを治療する方法がないか、いろいろためされてきたんだ。

じつはからだのなかには、T細胞がはたらきすぎないようにするブレーキとなっているしくみ（免疫チェックポイント）がある。このしくみを、特別な抗体ではたらかないようにして、免疫細胞にがん細胞を攻撃させる治療法が、最近は注目されているよ。

# 免疫キャラクターリスト

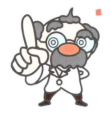

最後にもう一度、名前や特徴をおさらいするのじゃ。

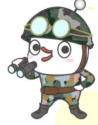

### マクロファージ
▷いちはやく病原体を見つけて食べる。
▷病原体の侵入を知らせる。
→p.14

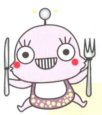

### 好中球
▷病原体を食べる力がとても強い。
▷白血球の50〜60パーセントをしめる。
→p.16

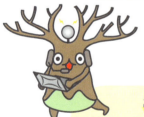

### 樹状細胞
▷病原体の情報を集めて、獲得免疫にかかわる細胞へ伝える。
→p.18

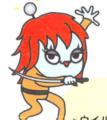

### NK細胞
▷ウイルスに感染した細胞をこわす。
▷がん細胞をこわす。
→p.20

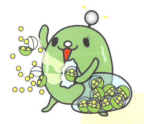

### マスト細胞
▷寄生虫がからだに入りこむと、追い出すためにヒスタミンをはなつ。
→p.22

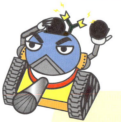

### B細胞
▷抗体をつくり出すことができる。
▷抗体を使って、病原体を攻撃する。
→p.26

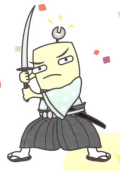

### キラーT細胞
▷ウイルスに感染した細胞をこわす。
▷骨髄で生まれ、胸腺で育つ。
→ p.28

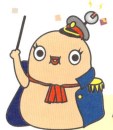

### ヘルパーT細胞
▷いろいろな免疫細胞に指示を出す。
▷骨髄で生まれ、胸腺で育つ。
→ p.30

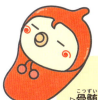

### 造血幹細胞
▷骨髄のなかにいる。
▷前駆細胞に成長する。
→ p.32

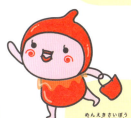

### 前駆細胞
▷免疫細胞である白血球のほか、赤血球や血小板に成長する。
→ p.33

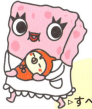

### 骨髄
▷すべての免疫細胞が生まれるところ。
▷B細胞が「負の選択」を受ける器官。
→ p.38

### 胸腺
▷心臓の上にあり、T細胞が「正の選択」と「負の選択」を受ける器官。
→ p.40

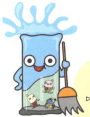

### リンパ管
▷リンパ液でからだの老廃物を集める。
▷リンパ球の通り道。
→ p.42

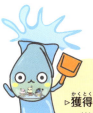

### リンパ節
▷獲得免疫にかかわる免疫細胞が病原体と戦う準備をする器官。
→ p.44

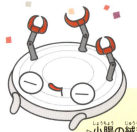
### パイエル板
▷小腸の絨毛が少ない場所にいる。
▷口から入ってきた病原体をつかまえる。
→ p.46

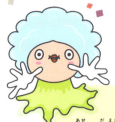
### リゾチーム
▷汗や唾液、鼻水や涙などにふくまれる。
▷細菌の細胞壁をこわす。
→ p.52

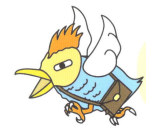
### インターロイキン
▷白血球にはたらきかけて、きちんと免疫のはたらきをさせる。
→ p.54

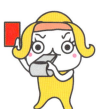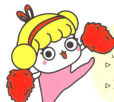
### インターフェロン
▷Ⅰ型はウイルスの増殖をふせぐ。
▷Ⅱ型は免疫細胞を元気にする。
→ p.56

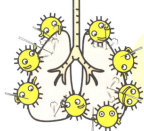
### ヒスタミン
▷肺などを伸縮させて寄生虫を追い出す。
▷花粉症などのアレルギーを引きおこす。
→ p.58

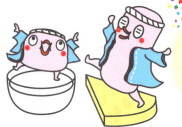
### 乳酸菌
▷代表的な善玉菌で、腸にいる。
▷免疫細胞を元気にする。
→ p.62

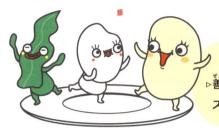

## 糖
▷善玉菌の好物で、オリゴ糖やグルコース、マンニトールなどがいる。
→p.64

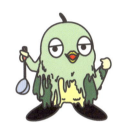 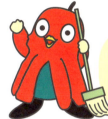

## 食物繊維
▷水溶性は善玉菌の食べものになる。
▷不溶性は腸のなかをきれいにする。
→p.66

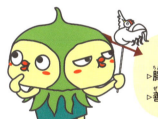

## 日和見菌
▷腸内細菌の大部分をしめる。
▷善玉菌と悪玉菌で、優勢な方に味方する。
→p.68

# 免疫力を高めよう！

マモル博士の案内で、免疫をめぐるたんけんを終えた護郎と保代。2人は多くの免疫にかかわる細胞や器官などと出会い、その特徴や役割をまなびました。みなさんも正しい免疫の知識を身につけ、免疫力を高めてね。

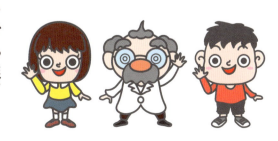

[ 監修者紹介 ]

# 岡田 晴恵（おかだ・はるえ）

白鷗大学教育学部教授
元国立感染症研究所研究員　医学博士
専門は免疫学、感染症学。学校で流行する感染症の予防と
対策を研究している。著書に『人類vs感染症』（岩波ジュニ
ア新書）、『うつる病気のひみつがわかる絵本』（ポプラ社）、
監修に『気になるあの病気から自分を守る！ 感染症キャラ
クター図鑑』（日本図書センター）など。

[ イラストレーター紹介 ]

# いとうみつる（いとう・みつる）

広告デザイナーを経てイラストレーターに転身。ほのぼのと
した雰囲気の中、"ゆるくコミカル"な感覚のキャラクター作
成を得意とする。

- 本文テキスト　香野健一
- 人体図（p.48〜49）　中田しゅうさく
- 食べものイラスト（p.70〜71）　今田貴之進
- デザイン・編集・制作　ジーグレイブ株式会社
- 企画・編集　株式会社日本図書センター

病気をふせぐしくみがよくわかる！
# からだの免疫キャラクター図鑑

2017年 3月25日　初版第 1刷発行

| | |
|---|---|
| 監修者 | 岡田 晴恵 |
| イラスト | いとうみつる |
| 発行者 | 高野総太 |
| 発行所 | 株式会社 日本図書センター |
| | 〒112-0012　東京都文京区大塚3-8-2 |
| | 電話　営業部 03-3947-9387 |
| | 　　　出版部 03-3945-6448 |
| | http://www.nihontosho.co.jp |
| 印刷・製本 | 図書印刷 株式会社 |

© 2017 Nihontosho Center Co.Ltd.　Printed in Japan
ISBN978-4-284-20401-9　C8047